望诊

张永雷

编著

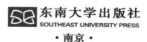
东南大学出版社
SOUTHEAST UNIVERSITY PRESS
·南京·

图书在版编目(CIP)数据

望诊 / 张永雷编著. — 南京：东南大学出版社，
2021.7（2024.7 重印）

ISBN 978 - 7 - 5641 - 9626 - 4

Ⅰ. 望… Ⅱ.①张… Ⅲ.①望诊(中医) Ⅳ.
①R241.2

中国版本图书馆 CIP 数据核字(2021)第 159394 号

望诊 Wang zhen

出版发行	东南大学出版社	
出 版 人	江建中	
责任编辑	胡中正	
社　　址	南京市四牌楼 2 号	
邮　　编	210096	
经　　销	江苏省新华书店	
印　　刷	南京凯德印刷有限公司	
开　　本	880 mm×1 230 mm　1/32	
印　　张	6.375　彩插 16 面	
字　　数	230 千字	
版印次	2021 年 7 月第 1 版　2024 年 7 月第 2 次印刷	
书　　号	ISBN 978 - 7 - 5641 - 9626 - 4	
定　　价	40.00 元	

＊本社图书若有印装质量问题，请直接与营销部联系，电话:025—83791830。

作者学习及成长经历

一、学习之路

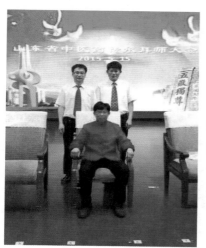

◀2015年拜师大会(师承胡剑春主任医师)。胡剑春主任医师是山东中医学院建院八老之一、金匮学奠基人刘献琳教授再传弟子

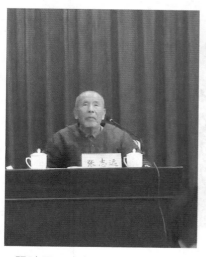

跟随国医大师张志远教授学习

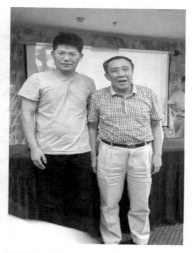

跟随温病学大家刘景源教授学习

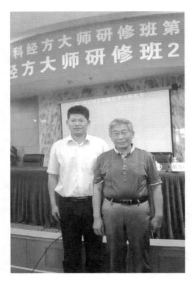
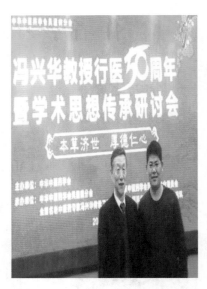

跟随伤寒论大家郝万山教授学习　　　　跟随风湿病大家冯兴华教授学习

二、授业解惑

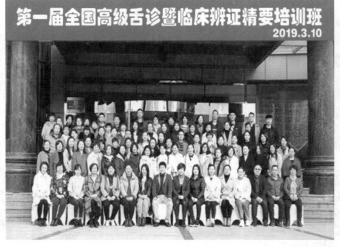

2019 年 3 月第一届全国高级舌诊暨临床辨证精要培训班成功举办

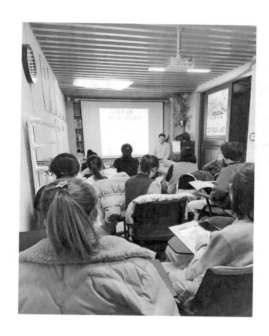

脐悦脐灸第十五期
辨证应用和舌诊培训班

脐悦脐灸临床辨证和
舌诊培训现场

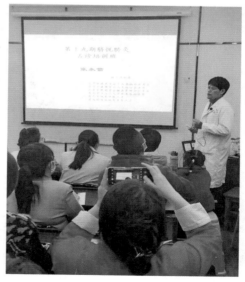

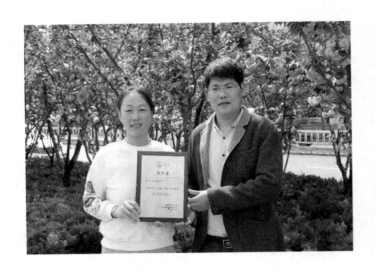

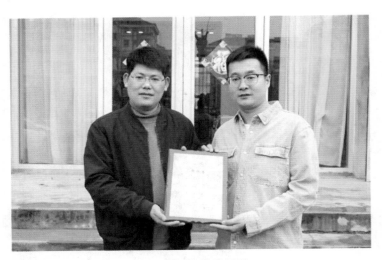

优秀学员授牌

三、临床带教

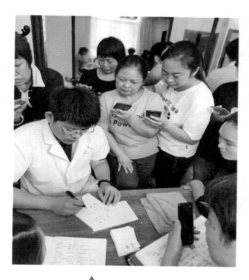

▲

给学员细心指导

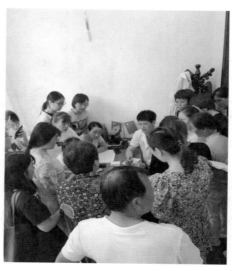

给学员讲解辨证思路、手诊和舌诊方法以及脐灸用药依据 ▶

四、义诊现场

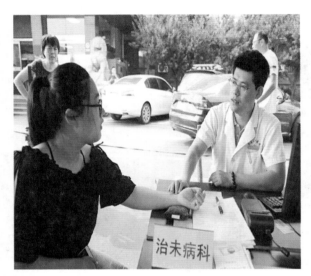

◀义诊现场

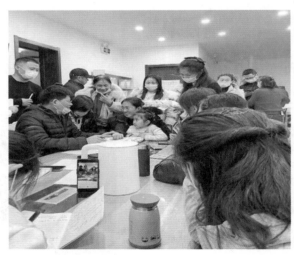

▲慕名而来的就诊者

五、合作、交流、展示

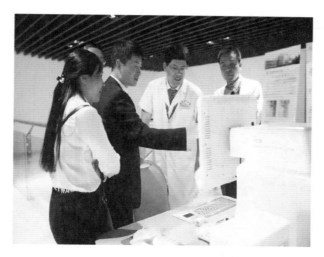

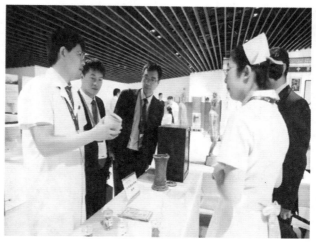

2019 年 6 月博鳌亚洲论坛全球健康论坛大会上向世界展示膏方、脐灸等中医文化和技术

六、科研成果

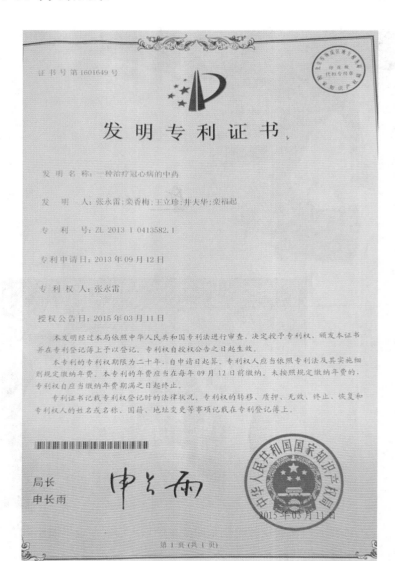

证书号 第1601649号

发明专利证书

发 明 名 称：一种治疗冠心病的中药

发 明 人：张永雷；栾香梅；王立珍；井夫华；栾福起

专 利 号：ZL 2013 1 0413582.1

专利申请日：2013年09月12日

专 利 权 人：张永雷

授权公告日：2015年03月11日

　　本发明经过本局依照中华人民共和国专利法进行审查，决定授予专利权，颁发本证书并在专利登记簿上予以登记。专利权自授权公告之日起生效。

　　本专利的专利权期限为二十年，自申请日起算。专利权人应当依照专利法及其实施细则规定缴纳年费。本专利的年费应当在每年09月12日前缴纳，未按照规定缴纳年费的，专利权自应当缴纳年费期满之日起终止。

　　专利证书记载专利权登记时的法律状况，专利权的转移、质押、无效、终止、恢复和专利权人的姓名或名称、国籍、地址变更等事项记载在专利登记簿上。

局长
申长雨

第1页（共1页）

008

证书号第1590020号

发明专利证书

发 明 名 称：一种治疗暑湿病的中药组合物及制配方法

发 明 人：张永雷；王立珍

专 利 号：ZL 2013 1 0381925.0

专利申请日：2013 年 08 月 29 日

专 利 权 人：张永雷

授权公告日：2015 年 02 月 18 日

　　本发明经过本局依照中华人民共和国专利法进行审查，决定授予专利权，颁发本证书并在专利登记簿上予以登记。专利权自授权公告之日起生效。

　　本专利的专利权期限为二十年，自申请日起算。专利权人应当依照专利法及其实施细则规定缴纳年费。本专利的年费应当在每年08月29日前缴纳，未按照规定缴纳年费的，专利权自应当缴纳年费期满之日起终止。

　　专利证书记载专利权登记时的法律状况。专利权的转移、质押、无效、终止、恢复和专利权人的姓名或名称、国籍、地址变更等事项记载在专利登记簿上。

局长
申长雨

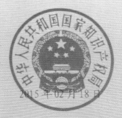

2015 年 02 月 18 日

第 1 页（共 1 页）

拥有多项发明专利、三项实用新型专利

序

  本书初稿完成，张医生拿给我审，读后甚是欣喜，全书思路清晰，主题明确，突出望诊，有很多独到的经验值得大家学习和探讨，自古至今，望诊方面的书籍相对较少，近年来市面上虽然出版了一些有关望诊的书籍，但是大都侧重于养生保健，有些甚至过于主观并缺少科学分析。本书在专业性和学术性上可谓是独树一帜，既可以作为专业望诊书籍用于医学同道学习和探讨，也可以为社会学、心理学、养生保健、中医爱好者等提供借鉴。

  张医生早年跟我学习中医，侍诊三年，学有所成，遂独立开诊，用药精炼，善用经方，但又不拘泥，对中药和经方的理解和使用有独到之处，简洁明了，辨证准确，擅长在繁杂的症状中抓住关键，在治疗一些疑难杂症中总能深入浅出，颇有疗效。

  张医生敏思好学，在临床中不断总结经验，在科研、论著、专利等方面成果颇丰，并把自己的临床经验和研究成果进行了转化,发掘并重新定义了现代化的脐灸,制定了脐灸的操作规范和流程,创立了脐悦、沐悦珍等全国知名品牌,每年培养脐灸学员上千名,线上学员更是数不胜数,既传播了中医知识,又带动了脐灸行业和中医健康沐浴行业的快速发展,造福于百姓。

我是山东省五级师承指导老师,淄博市名中医,主任医师,早年毕业于山东中医学院,是我国最早的一批中医研究生,师承山东中医学院建院八老之一刘献琳教授。刘献琳教授擅长用经方、小方治病,我在继承刘老经验的基础上,治病侧重于病机,经方合用,在治疗妇科病、脾胃病、肝胆病、儿科病、糖尿病、高血压等方面积累了一些宝贵经验,中医讲究传承,我也会把刘老和我的经验毫无保留地传给张医生,希望张医生在中医道路上越走越光明。

2021 年 4 月　胡剑春

前言

一直以来关于中医望诊方面的专业书籍相对较少，近年来市面上虽然出版了一些有关望诊的书籍，但是大都侧重于养生保健，有些甚至过于主观并缺少科学分析，鉴于此种情况，特编著此书。

本册图书的特点：

（1）坚持"工具性"与"应用性"的统一，在专业性和学术性上独树一帜，既可以作为专业望诊书籍用于医学同道学习和探讨，也可以为社会学、心理学、养生保健、中医爱好者等提供借鉴。

（2）充分体现"以望为本"的中医诊疗观，从"望"中体察每个人独特的表象，根据表象判断人体内脏腑的大小、气血的充盈进而分析每个人的内脏形态和功能。

（3）重视"望"诊在临床中的应用，通过整体望诊和局部望诊两个大的方向展开，整体望诊侧重于人的体质，而局部望诊论述细致翔实。

（4）本书所述"望"诊贴近患者、贴近生活，体现时代发展的新要求，密切联系临床患者实际，望闻问切，四诊合参。

（5）本册图书的内容易于掌握，语言通俗易懂，结合临床实际，强调实践性和应用性。通过本书的学习，让学习者为防病治病提供辨证依据。

中国传统医学有很多诊断方法如：四诊合参、八纲辨证、脏腑辨证、气血津液辨证等。在这些诊断方法中，四诊合参是一种非常重要和基本的诊断方法。其中望诊是四诊之首，通过望诊所收集的基本病情资料，是诊断病情的基础和依据，望诊虽然十分重要，但在临床诊断时，患者基本情况往往复杂而多变，甚至还会出现虚假症状，所以望诊要与其他诊断方法联合应用更为准确。

由于时间仓促，书中难免有疏漏之处，希望读者指正。相信《望诊》的推出，能在继承和发扬传统中医的基础上，为我国中医从业者能力的提高发挥一定的作用。

张永雷

2021.5

目 录

第一章　绪论 ／ 1

第二章　整体望诊 ／ 2

第三章　望色 ／ 20

第四章　局部望诊 ／ 31

第五章　望躯体 ／ 84

第六章　望四肢 ／ 107

第七章　望皮肤 ／ 112

第八章　望毫毛、腠理、筋骨、肉 ／ 116

第九章　望舌 ／ 120

第十章　望排出物 ／ 129

第十一章　望小儿指纹 ／ 133

第十二章　常见疾病的望诊 ／ 135

参考文献 ／ 183

第一章　绪论

　　人是自然界的一部分，人体内有五脏、六腑、奇恒之腑等重要器官，通过经络、血管、神经与外在皮、肉、筋、脉、骨等组织相连，所以，我们通过观察外部组织形态、色泽等表现可以判断内在脏腑的大小以及功能的强弱和疾病的性质，这就是望诊，望闻问切，四诊合参，望诊一直是中医诊病过程中最为重要的一个手段和环节。

　　本书按照整体望诊和局部望诊两个大的方向展开，整体望诊侧重于人的体质，而局部望诊论述细致翔实，正如我们临床诊病一样，患者刚进诊室，我们对患者有一个基本的判断，这个基本判断就是患者基本体质。当我们仔细观察患者局部的时候，我们脑海中又会勾勒出个别脏腑的形态和功能，甚至患者的想法都可以推断出来，这就是望诊的魅力所在。

　　大家阅读此书，应该全面而无遗漏，只有全面的、系统的知识才能构建一个健康的知识体系，这样对我们临床诊病有很大的帮助，那我们就开始望诊的学习探讨之旅吧……

第二章　整体望诊

整体望诊是通过观察全身的神情、色泽、体态来了解个人体质和疾病情况。

一、望形体

望形体是望人体的宏观外貌，包括身体的胖瘦、体型特征、躯干四肢、皮肉筋骨等。人的形体组织内合五脏，故望形体可以测知内脏气血津液、阴阳、精的盛衰。内盛则外强，内衰则外弱。

人的形体有以下几种常见类型：

凡形体强壮者，多表现为骨骼粗大、胸廓宽厚、肌肉强健、皮肤润泽，反映脏腑精气充实，这类人不容易感冒、胆子大、喜欢表达或表现，即使生病恢复也比较快。

凡形体衰弱者，多表现为骨骼细小、胸廓狭窄、肌肉消瘦、皮肤干涩，反映脏腑精气不足，这类人容易生病、胆子小、多内向、不愿与人接触、内心世界比较丰富，生病恢复相对比较慢。

肤白无华、少气乏力、精神不振、体型肥胖者称之为肥，这类人常因脾阳虚水湿不化而聚湿生痰所致，故有"肥人多湿"之说，体肥之人多不愿活动、缺少兴趣和动力。

形体消瘦、皮肤干燥不荣，若伴有两颧发红、潮热盗汗、五心烦热等症者称之为瘦，多属阴血不足，内有虚火之证，故又有"瘦人多火"之说,体瘦之人容易紧张烦躁、容易着急、不喜欢听人劝导。

上半身胖下半身瘦者称之为上盛下虚,多表现为肚子大、头大、胸廓呈桶状,下肢反而细瘦,这类人大多数是因为体内浊气不降停聚于上半身所致,往往脾气比较大,做事冲动,容易患冠心病、肺气肿、高血压、胆囊炎等病症。

上半身瘦下半身胖者称之为上虚下盛,表现为胸廓扁瘦、胳膊细瘦、脸小头小,但是双腿粗壮、臀部肥大,这类人是因为脾虚导致的营养物质不能上升所致,做事相对要沉稳,性格偏于压抑。

二、望人形体质

1. 体质阴阳分类

(1)阳盛体质

形体盛壮,面部常见红赤,喜凉怕热,常穿较少衣物,性格活泼,好动喜言,说话爽朗流利,做事好强,独断专行,行立时挺胸凸肚,举止夸张。

多因阳气偏盛而阴气偏衰所致,感邪易从热化,其病多见火热证候。

(2)阴盛体质

形体多胖,面色较黑,皮厚肉松,行为拘束,少言寡语,性格内向。

多因阴气偏盛而阳气偏衰,易感寒湿等阴性病邪,感邪易从寒化湿化,故其病多表现寒证、湿证、痰饮、气滞、血瘀等证候。

(3)阳虚体质

形体虚胖或瘦弱,面色㿠白或清淡,神情倦怠,精神不振,行动迟缓,肌肉弛缓柔弱,平素喜暖畏寒,常着较多衣物。

因阳气不足,阴寒易生,容易遭受寒湿邪气侵袭,病变亦多从寒化湿化。其证候多表现为阳虚内寒、阳虚湿阻、阳虚水停等脏腑功能低下和痰饮停聚病证。

(4) 阴虚体质

形体消瘦,面色或见颧赤、唇红,神情亢奋,目光有神,易于激动,行为快捷,性格急躁。

因阴血不足,阳气偏亢,易于遭受火热燥邪侵袭,病变多从热化燥化。其证候亦多表现为阴虚、精虚、内燥、阴虚阳亢等类型。

(5) 阴阳平和体质

形体高矮胖瘦适中,行为举止自得,落落大方,性格沉稳谦和,和悦可亲,对自然和社会环境有良好的适应能力。

此类人不易为各类病邪所侵袭,对自然和社会环境有较强的适应能力,其病变亦多表现轻浅缓和。

2. 体质五行分类

(1) 木型之人

肤色苍青,头部较小,面部较长,肩部宽阔,背部平直,身材瘦高或瘦小,四肢手足灵活。其性格和行为特征是智力较发达,体力较差,勤于思考,易于忧虑。《灵枢》将其归纳为:"木型之人,比于上角,似于苍帝。其为人,苍色,小头,长面,大肩,背直,身小,手足好,有才,劳心,少力,多忧劳于事。"

木型之人,秋冬季节易于感邪、容易发病。春夏时节,身体状况较好。即《灵枢》所说的"能春夏不能秋冬,感而病生"。

(2) 火型之人

肤色红赤,面色姣好,齿根宽广,面型尖瘦,头颅偏小,肩、背、髋、脑等部关节肌肉发育良好,手掌和足部相对较小。其行为和性格特征是思维敏锐、性格急躁、行步时身体摆动、好思多虑,对事物的观察和分析清晰明白。《灵枢》将其归纳为:"火型之人,比于上徵,似于赤帝。其为人,赤色,广䏐,锐面,小头,好肩、背、髀、腹,小手足,行安地,疾心,行摇,肩背肉满,有气轻财,少信,多虑,见事明,好颜,急心。"

火型之人,容易出现短寿猝死现象,春夏两季身体状况尚好,秋冬时节易于感邪生病。《灵枢》称之为"不寿暴死,能春夏不能秋冬,秋冬感而病生"。

（3）土型之人

皮肤色黄,面呈圆形,头颅较大,肩背丰满而健美,腹部较大,大腿和小腿肌肉健壮,手掌和足部相对较小,全身肌肉丰满,上下相称。其行为和性格特征是行步时步履稳重,性格沉稳,乐于助人,善与人相处等。

土型之人,秋冬两季身体状况较好,春夏时节易于感邪生病。

（4）金型之人

肤色较白,面呈方形,头颅较小,肩背骨架偏小,腹部脂肪较小,手掌和足部较小。其行为和性格特征是行动轻快敏捷,禀性清廉,思维敏捷,不动时外表沉静,发作时强悍凶猛。

金型之人,秋冬时节身体状况良好,春夏两季则易于感邪发病。

（5）水型之人

肤色较黑,面多皱纹,头颅较大,腮部较宽,肩部狭小,腹部较大,手足好动,行走时身体摇摆,后背及尾骶部较长。

水型之人,秋冬时节身体状况较好,春夏季节则易于感邪生病。

3. 体质先天后天分类

（1）先天禀赋充盛

前额及两眉间开阔饱满，鼻部宽大，颊侧至耳门之间广大开阔，肌肉丰满，下颌骨高厚隆起，耳郭方正宽大，耳垂长大，位居面部外侧，五官位置平正、匀称、开阔、人中沟较长，面色正常，明润光泽，呼吸均匀自然，肌肉坚固，皮肤致密，神气十足。

先天禀赋充盛，患病之后，易于调治。

（2）先天禀赋不足

五官位置紧凑，前额及眉间无开阔之象，鼻部狭小，鼻孔外张，人中部较短，颊侧及耳门狭窄不显，耳郭单薄瘦小，耳上角和耳垂外倾，下颌骨平塌，面部四周低窄，呼吸急促，肌肤疏松。

先天禀赋不足，气血阴阳亏虚，易于遭受邪气侵袭，治疗难度也相对较大。

（3）后天调养良好

面色红润光泽，形体充盛，肌肉坚实，皮肤致密，富有弹性，精力充沛，毛发润泽光亮，行动敏捷。

后天调养良好，脾肾功能健旺，气血阴阳充盛不衰，不易遭受邪气侵袭，有病时也较容易治疗。

（4）后天失养

精神委顿，面容憔悴，毛发干枯，面色萎黄，形体瘦削，肌肉松弛，缺乏弹性。

后天失养，脾胃功能低下，气血阴阳虚衰，易于遭受外邪侵袭，患病之后亦多表现为虚证。

4. 人之勇怯

（1）勇士

目光深邃宽直上扬,肺气充沛,精神饱满,发怒时语声有力,胸廓胀大,两眼圆睁,目光逼射,毛发竖起,面色铁青。

性格刚毅,胆量较大,气血充沛,脏气盛满。

（2）怯士

眼睛虽大却不深固,胸骨柄下端剑突短小,脏气衰弱,精神委顿,怒而不威,形怯气羸。

性情怯懦,气血阴阳容易发生逆乱,脏腑之气亦多偏衰。

5．肥人瘦人

（1）膏型之人

肌肉松弛,皮肤润泽,大腹便便,脂肪下垂,畏热喜凉。

阳气偏盛,对寒邪的抵抗力较强,其病变多表现为热证。

（2）脂型之人

骨架较小,肌肉坚实,皮下脂肪较厚,体形小而丰满。

气血循行流畅,但有气血虚衰的倾向,其病变或为气虚而寒,或为血虚内热。

（3）肉型之人

骨架较大,形体胖而充盛,皮肉紧紧相连。

其人血多,气质平和,不易为邪气所伤。

（4）瘦人

形体瘦削,肤色白皙,肌肉薄弱,口唇较薄,多言快语,或语音较弱。

气血循行流畅。瘦而肤白者,易于发生气血衰耗,瘦而肤黑者,易见火热阴虚证。

6．九种基本体质

中医体质是指人体生命过程中,在先天禀赋和后天获得的基础上所形成的形态结构、生理功能和心理状态方面综合的、相对稳定的固有特质。是人类在生长、发育过程中所形成的与自然、社会环境相适应的人体个性特征。

（1）平和质：气血阴阳平衡，以无不适表现为主要特征的体质状态。

阴阳气血调和，以体态适中、面色红润、精力充沛等为主要特征。体形匀称健壮。面色、肤色润泽，头发稠密有光泽，目光有神，鼻色明润，嗅觉通利，唇色红润，不易疲劳，精力充沛，耐受寒热，睡眠良好，胃纳佳，二便正常，舌色淡红，苔薄白，脉和缓有力。

性格随和开朗；平素患病较少；对自然环境和社会环境适应能力较强。

（2）气虚质：由于元气不足，以气息低弱，机体、脏腑功能状态低下为主要特征的一种体质状态。

因先天本弱，后天失养或病后气亏。以疲乏、气短、自汗等气虚表现为主要特征。肌肉松软不实，平素语音低弱，气短懒言，容易疲乏，精神不振，易出汗，舌淡红，苔少，脉弱。

性格内向，不喜冒险；易患感冒、内脏下垂等病；病后康复缓慢；不耐受风、寒、暑、湿邪。

（3）阳虚质：由于阳气不足，以虚寒现象为主要特征的体质状态。

因先天不足，或病后阳亏。阳气不足，以畏寒怕冷、手足不温等虚寒表现为主要特征。肌肉松软不实，平素畏冷，手足不温，喜热饮食，精神不振，舌淡胖嫩，脉沉迟。

性格多沉静、内向。易患痰饮、肿胀、泄泻等病；感邪易从寒化；耐夏不耐冬，易感风、寒、湿邪。

（4）阴虚质：由于体内津液精血等物质亏少，以脏腑失养和内热为主要症状的体质状态。

因先天不足，或久病失血，纵欲耗精，积劳伤阴，阴液亏少。以口燥咽干、手足心热等虚热表现为主要特征。体形偏瘦，手足心热，口燥咽干，鼻干，喜冷饮，大便干燥，舌红少津，脉细数。

性情急躁，外向好动，活泼；易患虚劳、失精、不寐等病，感邪易从热化；耐冬不耐夏，不耐暑、热、燥邪。

（5）痰湿质：由于水液内停而痰湿凝聚，以黏滞重浊为主要特征的体质状态。

因先天不足，或后天过食肥甘。痰湿凝聚，以形体肥胖、腹部肥满、口黏苔腻等痰湿表现为主要特征。体形肥胖，腹部肥满松软，面部皮肤油脂较多，多汗且黏，胸闷，痰多，口黏腻或甜，喜食肥甘甜黏，苔腻，脉滑。

性格偏温和、稳重，多善于忍耐；易患消渴、中风、胸痹等病；对梅雨季节及湿重环境适应能力差。

（6）湿热质：以湿热内蕴为主要特征的体质状态。

因系先天禀赋，或久居湿地、喜食肥甘，或长期饮酒，湿热内蕴。以面垢油光、口苦、苔黄腻等湿热表现为主要特征。形体中等或偏瘦，面垢油光，易生痤疮，口苦口干，身重困倦，大便黏滞不畅或燥结，小便短黄，男性易阴囊潮湿，女性易带下增多，舌质偏红，苔黄腻，脉滑数。

容易心烦急躁；易患疮疖、黄疸、热淋等病；对夏末秋初湿热气候及湿重或气温偏高环境较难适应。

（7）血瘀质：是指体内有血液运行不畅的潜在倾向或瘀血内阻的病理基础，并表现出一系列外在征象的体质状态。

因系先天禀赋，或后天损伤，忧郁气滞，久病入络。以肤色晦暗、舌质紫黯等血瘀表现为主要特征。胖瘦均见，肤色晦暗，色素沉着，容易出现瘀斑，口唇黯淡，舌黯或有瘀点，舌下络脉紫黯或增粗，脉涩。

易烦，健忘；易患癥瘕及痛证、血证等；不耐受寒邪。

（8）气郁质：由于长期情志不畅、气机郁滞而形成的以性格内向不稳定、忧郁脆弱、敏感多疑为主要表现的体质状态。

因先天遗传，或因精神刺激暴受惊恐，所欲不遂忧郁思虑等。以神情抑郁、忧虑脆弱等气郁表现为主要特征。形体瘦者为多，神情抑郁，情感脆弱，烦闷不乐，舌淡红，苔薄白，脉弦。

性格内向不稳定、敏感多虑；易患脏躁、梅核气、百合病及郁证等；对精神刺激适应能力较差，不适应阴雨天气。

（9）特禀质：表现为一种特异性体质，多指由于先天性和遗传因素造成的一种体质缺陷，包括先天性、遗传性的生理缺陷，先天性、遗传性疾病，过敏反应，原发性免疫缺陷等。也可由环境因素、药物因素引起。

适应能力差，如过敏体质者对易致过敏季节适应能力差，易引发宿疾。

三、望神

1. 得神

形气相符，肌肉不削，神志清晰，表情丰富自然，面色明润含蓄，目光明亮有神，言语应答自如，动作灵活，呼吸调匀、体态自然。

提示患者正气尚未虚损，邪气亦不甚严重，病情较轻，预后良好。

2. 失神

形气不符,形态羸弱,肌肉削脱,精神萎靡,目光黯淡,眼神呆滞,面色晦暗或苍白无华,表情淡漠,呼吸急促浅表,语音应答失常,动作迟钝,甚则出现强迫体位,神志异常。

提示患者正气已虚,脏腑机能衰退,邪气较甚,病情严重,预后较差。

3. 神气不足

表现基本界于得神与失神之间,具体表现可见精神不振,语音低怯,懒于动作,神情低落。

提示其人正气亏虚,是轻度失神的表现,常见于虚证患者。

4. 假神

正虚久病的危重患者,本处于失神状态,并非病情缓解而突然精神转佳,目光清亮,言语不休,想见亲人,或食欲突然转佳,或面色变得颧赤如妆。是垂危病人出现短暂好转的假象,是临终前的预兆。

提示正气虚脱、阴阳即将离绝的征兆。

5. 喜笑不休

既无喜乐之事,又非高兴之时,而患者神志异常,喜笑不休,病人或伴见面赤舌红,口舌生疮,或见于形体消瘦,颧赤少苔,或表现狂躁妄言,急躁好动。

多见于癫狂病人,"心气实则笑不休",属于心火旺盛,痰热扰心等病症。

6. 怒骂呼叫

轻则急躁易怒,动辄大发雷霆;重则神志异常,怒骂呼叫,不能自制。

多见于狂证，多因肝火旺盛、痰热扰心所致。

7. 忧愁不解

虽无忧虑之事，患者却神情忧郁，满脸愁容，心事重重，对周围事物缺乏兴趣，终日心不在焉、唉声叹气。

常与心情不畅、忧愁气结有关，多因肝气郁滞、肺气不足、脾气虚、脾气郁滞所致。

8. 思虑过度

终日沉默寡言，心事重重，即便琐碎小事，亦反复考虑，思虑绵绵，饮食睡眠，无得安时，患者面容憔悴，面色萎黄。

多与压力大、思考过度有关，属于心脾两虚、脾气郁滞所致。

9. 终日歌吟

神志异常，表情呆滞，终日歌吟，东游西荡，不能自持，衣履不整，不知自理，面色多萎黄。

多因痰迷心窍、湿邪困脾所致。

10. 喜哭善悲

面容憔悴，神情悲哀，虽无哀痛之事，却经常悲伤欲哭，眼泪汪汪，难以自制，语音低怯，短气叹息。

多因心气虚、肺气不足所致。

11. 惊惕不安

心神不安，神色慌张，坐卧不宁，面色无华，遇事易惊。

多因心胆气虚所致。

12. 担心恐惧

虽无恐惧之事，亦无违法乱纪行为，患者恐惧异常，胆小不安，神色慌张，行为鬼祟，如人将捕之，甚则终日需人陪伴，不能独处。

多因肾气虚、心胆气虚所致。

13. 神乱

神志异常，精神错乱，胡言乱语，弃衣而走，登高而歌，越垣上屋，打人毁物。

多因痰热扰心、肝阳上亢所致。

14. 呆滞

神情呆滞，精神恍惚，沉默寡言，多静少动，状如木偶，反应迟钝，智力低下，语音低怯，或喃喃独语，言语重复错乱，举止行为失常。

多因肝肾不足、髓海空虚或痰湿蒙蔽清窍导致。

15. 烦躁

神情不安，急躁易怒，手足躁扰，坐卧不宁，难以安静。或见面赤气粗，身热苔黄；或有面红，颧赤如妆，浮游不定，舌淡而青；或见形体消瘦，舌红而小，舌苔剥脱。

常为肝郁火旺、阴虚内热、痰热扰心、虚阳外越所致。

16. 嗜睡

精神委顿，神情淡漠，不分昼夜，时时欲睡，呼之能醒，喜静少动，行动迟缓，反应迟钝，有些病人还可伴见面色无华，蜷缩不语。

多为脾肾阳虚、湿浊困脾、阴盛阳虚所致。

四、望姿态

正常的姿态是舒适自然，运动自如，反应灵敏，行住坐卧各随所愿，皆得其中。在疾病中，由于阴阳气血的盛衰，姿态也随之出现异常变化,不同的疾病产生不同的病态。望姿态,主要是观察病人的动静姿态、异常动作及与疾病有关的体位变化。

【提纲】

病人睑、面、唇、指(趾)不时颤动,在外感病中,多是发痉的预兆;

在内伤杂病中,出现肢体的颤动多是阴血亏虚、筋脉失养;

四肢抽搐或拘挛,项背强直,角弓反张,属于痉病,常见于肝风内动之热极生风、小儿高热惊厥、热入营血,也常见于气血不足筋脉失养;

战栗常见于疟疾发作,或外感邪正相争欲作战汗之兆;

手足软弱无力,行动不灵而无痛,是为痿证,多属气血不足;

关节肿大或痛,以致肢体行动困难,是为痹证,为肢体感受自然界的风、寒、湿之邪,导致经络和血脉不通所致;

四肢不用,麻木不仁,麻为气虚,木为血虚;

四肢拘挛,为筋失所养,为阴虚、血虚、津液不足导致,或寒邪凝滞导致;

肢体痿软,软为虚,伴发育迟缓者为肝肾不足,伴面色淡白或萎黄者多是气血不足;

猝然昏倒,而呼吸自续,多为厥证,厥者,气血不相接续,气机郁滞而致;

以手护腹,行则前倾,弯腰屈背,多为腹痛;

以手护腰,腰背板直,转动艰难,不得俯仰,多为腰腿痛;

行走之际,突然停步,以手护心,不敢行动,多为真心痛;

蹙额捧头,多为头痛;

畏缩多衣,喜暖,加衣被怕冷不能缓解者为邪在表,加衣被可以缓解者为阳气不足；

常欲揭衣被，揭去而感舒适者多为内热，揭去而又感觉冷者多为阴阳两虚；

坐而喜伏，多为肺虚少气；

坐而喜仰，多属肺实气逆；

但坐不得卧，卧则气逆，多为咳喘肺胀，或为水饮停于胸腹；

但卧不耐坐，坐则神疲或昏眩，多为气血双亏；

坐而不欲起者，多为阳气虚；

坐卧不安是烦躁之征，多为心肝有热；

卧时常向外，身轻能自转侧，为阳证、热证、实证；

卧时喜向里，身重不能转侧，多为阴证、寒证、虚证；

病重至不能自己翻身转侧时，多是气血衰败已极，预后不良；

蜷卧成团者，多为阳虚畏寒，或有剧痛；

仰面伸足而卧，则为阳证热盛而恶热。

【常见病态姿势】

（1）肘内翻与肘外翻

正常人肘关节伸直时，上臂与前臂之间形成一个 5～15 度的外翻角，若此角度减少到呈内翻角时，称之为肘内翻；此角增大，超过 15 度时，称之为肘外翻。

多患有佝偻病，或肘部遭受严重外伤而致使局部畸形。

（2）膝内翻

膝内翻又称罗圈腿，其形态特征是人体直立，两踝并拢时，两膝关节处不能靠近而向外弓出，两腿形成一个 O 形。

多为佝偻病患者，其病因与后天调摄不当，脾胃虚弱，营养不良，日晒过少，以及先天禀赋薄弱等有关。

（3）膝外翻

膝外翻又称 X 形腿，其形态特征是人体直立，两膝并拢时，两小腿斜向内弓，两腿组成 X 形。

多为佝偻病患者，其病因与年幼时脾胃功能不健，营养摄取不全，日晒过少，先天禀赋薄弱等因素有关。

（4）两腿弯曲

小儿患者，两下肢向里或向外弯曲，双腿支撑力弱，起步亦晚，步态不稳。

提示其人患有佝偻病、肝肾不足。

（5）足外翻

两足平行着地，人体处于直立状态时，跟腱的延长线延在跟骨的外侧，行走时，经常出现足踝内翻现象。

多与脊髓灰质炎、踝关节损伤、佝偻病等密切相关，也有的是因先天遗传所致。

（6）鸡胸

鸡胸也称龟胸，其典型形态可见于胸骨高耸前突，肋骨低陷，心窝下凹，胸廓前后径扩大而横径缩小，沿胸廓前面各肋软骨与肋骨交界处隆起，列成串珠状，形如鸡胸。患者或伴有咳喘；或兼见形体瘦弱，囟大颅大；或见有脊柱后弯侧弯，行必佝偻。

其病因与先天禀赋不足，后天调护失宜，接触阳光过少，慢性咳喘等有关，多为肺脾肾虚，缺钙也可导致。

（7）龟背

龟背，亦称隆背、驼背。可见于脊骨弯曲，背弓如龟，行步佝偻。患者可同时伴有鸡胸、方头等表现。

见于佝偻病，或先天脊柱畸形患者。其病因与婴幼儿先天禀赋不足,后天调护失宜,脾肾亏损,脊椎骨痿弱或曲背久坐,没有及时纠正,脊椎骨受损有关。

五、望动态

行立坐卧、行为举止、动静姿态,可以反映其人精神情志是否正常,脏腑肢体功能是否健全,阴阳气血有无逆乱耗损等情况。

1. 头摇

头部不自觉地摇动或摇摆,难以自制;

或伴有面赤肢颤,头目晕眩,舌红苔黄者,多属肝风上扰;

或伴见神疲倦怠,消瘦体弱,舌红少苔,舌体颤动,为肝肾阴血亏虚。

2. 颈项强直

颈项强直,屈伸转摇不利;

伴有恶寒发热者,属于外感风寒所致;

或伴见高热神昏,喷射状呕吐,属于邪热闭阻清窍所致,常见于脑膜炎;

或伴有牙关紧闭,苦笑面容,四肢抽搐,角弓反张,属于邪热伤津所致,常见于破伤风。

3. 手足瘛疭

四肢不由自主地抽搐,其抽搐动作幅度一般较小,乃手足一屈一伸的抽动,与一般不规则抽搐不同,但亦属抽搐之一;

伴有恶寒发热,头痛项强等症者,多属风寒闭阻经络;

伴有项背强直,角弓反张等症者,提示风痰瘀阻经络;

伴见阴虚阳亢表现者,多为阴虚风动之证;

伴有高热神昏症,提示热极生风证。

4. 肌肉瞤动

周身肌肉不由自主地颤动,甚则可表现为身振体摇,站立不稳定,多伴见面色㿠白,舌淡苔白等症。

多见阳虚,水饮内停,气血亏虚之证。

5. 角弓反张

可见项背强急,腰背反张,身体后仰,形如弓状。

多见津液不足、筋脉失养或寒邪凝滞、筋脉收引而出现背部强急之证。

6. 战栗

战栗亦称寒战,其典型表现可见恶寒而周身不自主地颤抖。

往往是邪气在半表半里,正气奋力抗邪而邪气出表的一种表现。

7. 四肢屈伸不利

四肢拘急或强直,难以屈伸,指、腕、肘、踝、膝等关节活动障碍,甚则肿大变形。

多见于寒邪凝滞,气血不通,关节功能丧失不能屈伸或气血不足,筋脉失养所致。

8. 半身不遂

又称偏瘫、偏枯。患者左侧或右侧肢体瘫痪,不能进行随意活动。有时可伴见面部口眼歪斜,瘫痪一侧肢体肌肉干枯萎缩,语言不利。

多因风、痰、瘀邪阻络或正气亏虚,身体一侧偏瘫不用所致。

9. 口眼歪斜

又称卒口僻、面瘫，其典型症状可见口目歪斜不正，一侧眼睛难以闭合，额部皱纹消失，做露齿动作时，口角斜向健侧，鼻唇沟消失。

多因风、痰、瘀邪阻滞经络或气血不通所致。

10. 面肌抽搐

颜面肌肉不时出现抽搐颤动，多在一侧眼睑、面颊及口角部，可伴见口眼歪斜。

多因风邪扰动或肝风内动所致。

第三章　望色

　　望色就是医者观察患者皮肤、黏膜、排出物等组织结构的颜色与光泽的一种望诊方法。颜色就是色调变化,光泽则是明度变化。古人把颜色分为五种,即青、赤、黄、白、黑,称为五色诊。色诊的部位既有面部,又包括全身,也有体内排出物,但由于五色的变化在面部表现最明显,因此,常以望面色来阐述五色诊的内容。

　　望面色要注意识别常色与病色。

一、常色

　　常色是人在正常生理状态时的面部色泽。常色又有主色、客色之分。

　　1. 主色

　　所谓主色,是指人终生不改变的基本肤色、面色。由于民族、禀赋、体质不同,每个人的肤色不完全一致。我国人民属于黄色人种,一般肤色都呈微黄,所以古人以微黄为正色。在此基础上,有些人可有略白、较黑、稍红等差异。

　　2. 客色

　　人与自然环境相应,由于生活条件的变动,人的面色、肤色也会相应变化叫作客色。例如,随四时、昼夜、阴晴等天时的变化,面色亦相应改变。再如,由于年龄、饮食、起居、寒暖、情绪等变化,也可引起面色变化,也属于客色。

总之,常色有主色、客色之分,其共同特征是:红黄隐隐、明亮含蓄。

二、病色

病色是指人体在疾病状态时的面部颜色与光泽,可以认为除上述常色之外,其他一切反常的颜色都属病色。病色有青、黄、赤、白、黑五种。现将五色主病分述如下:

1. 青色

主寒证、痛证、气滞、瘀血证、惊风证、肝病。

核心病机为经脉不通、气滞血瘀。

【提纲】

寒证现青色,一种情况是寒主收引,寒邪客于血管壁而导致血管收缩,血运不畅导致血瘀而现青色;另一种情况是寒主凝滞,寒盛而气血缓行于血脉,则气滞血瘀,亦见青色;还有一种情况是寒邪损伤阳气,导致阳气虚弱而无力推动血液运行,血瘀而青。以上是寒邪损伤血脉的三种基本病机。

痛证现青色,是因为经脉气血不通,不通则痛,故痛也可见青色。

肝病所现青色,是气机失于疏泄,气滞血瘀,血郁于肝,常见青色;并且肝病气血凝滞,血不养筋,则肝风内动,故惊风(或欲作惊风),其色亦青。

面色青黑,多属阴寒内盛;

面色苍白淡青,多属阳虚;

面色青灰,口唇青紫,多属心血瘀阻,血行不畅;

小儿高热,面色青紫,以鼻柱、两眉间及口唇四周明显,是惊风先兆;

小儿山根发青或有青筋,多属脾阳虚;

舌青为血瘀;舌两边现青色或瘀斑是肝胆气滞血瘀;舌尖现青色或瘀斑是心脉闭阻;

大便色青绿,多属脾胃虚寒或肝气郁滞;

白睛发青为肺有寒;

咳痰青灰色为寒。

【具体病症】

(1)寒证

肤色青白,面色淡青唇青,色淡,苔白而润,或有腹痛,或有四肢拘急,喜温畏寒。

是寒邪所伤,体内阴寒较盛,血脉不通。

(2)阳虚血瘀证

面色青灰,口唇青紫,肤色青白,舌淡而青,或有瘀斑,畏寒喜温。

是阳气虚衰,血行不畅,经脉瘀阻。

(3)惊风

小儿惊风发作之前,多在下眼睑、鼻柱、口唇四周等部位出现青色。

小儿发热,见有上述面色表现,提示患儿欲作惊风。

(4)肝病

肝病患者,肤色苍青,缺乏光泽,形体消瘦,腹部青筋暴露,或腹部大如鼓。

此为肝病日久,肝血损耗,肝脏显露出本脏之色。

2. 黄色

主湿证、血虚、热证。

人体正常的面色是红黄隐隐，红为血色，黄为民族的颜色。

【提纲】

脾虚发黄，脾为气血生化之源，脾虚而气血生化无源，血少则红少黄多而表现面黄，大多伴有消瘦、不愿吃饭或吸收差等症状；

湿重发黄，脾虚则不能运化水液，水液停聚成湿，湿邪阻滞而血液不能达于肌肤，致使肌肤失于充养，则见黄色；

血虚发黄，面色淡黄憔悴称为萎黄，萎为血虚，黄为脾虚，所以萎黄多属脾气虚，血不荣于面部所致；

面色发黄而且虚浮，称为黄胖，黄为脾虚，胖为湿，所以黄胖多属脾虚失运，湿邪内停所致；

黄而鲜明如橘皮色者，属阳黄，为湿热熏蒸所致；

黄而晦暗如烟熏者，属阴黄，为寒湿郁阻所致；

小便黄为热证；

舌苔黄为热证；

白眼珠发黄为湿热蕴蒸；

鼻头发黄为脾虚湿阻；

耳内流黄水为肝胆湿热；

头发发黄为气血不足；

牙齿发黄为胃肠湿热或吸烟所熏；

黄涕为肺热，黄痰亦为肺热。

【具体病症】

（1）黄疸

身目俱黄，或鲜明如橘色，或晦暗如烟熏状，尿黄而短，苔腻，身困乏力,懒于动作。

黄疸鲜明如橘色,舌红苔腻,尿黄腹胀者,多为湿热阻滞肝胆脾胃。

黄疸晦暗如烟熏状,苔白腻,舌淡红,多为寒湿阻滞肝胆脾胃。

突发黄疸,高热神昏,斑疹出血者,多为热毒炽热,迫血动血,蒙蔽心神。

发病缓慢,病程日久,双目浅黄,并伴有一系列虚弱表现者,多为脾胃亏虚,气血不足,湿邪内阻。

（2）黄胖

周身肤色浅黄带白,颜面四肢虚浮,两目不黄,眼结膜苍白,唇、舌、指甲苍白,神疲倦怠,懒于动作,甚则毛发枯萎。

此为湿浊困脾,水湿停聚为肿为胖,并且气血两虚,气血不能荣于皮肤导致皮肤泛黄所致。

（3）萎黄

肤色淡黄,枯槁不泽,神疲少气,面容憔悴,毛发枯萎稀疏,语音低弱,两目无黄染,色淡无华。

此为气血不足,气血不能荣于皮肤而皮肤泛黄,气血不能充于皮肤肌肉腠理而表现枯萎和柔弱之象。

（4）苍黄

肤色暗淡发黄而且没有光泽,并且还有苍老之象。

此为气血不足不能充养于皮肤而发黄,阳气不足内有寒邪导致皮肤暗淡缺少光泽。

（5）枯黄

肤色黄而干枯,缺乏弹性,肌肉消瘦,舌红少津,两目不黄。

此为气血不足不能充养皮肤出现肤色发黄,津液不足导致皮肤干燥粗糙缺少弹性。

（6）湿病

肤色黄而晦滞,状如烟熏,但两目不黄,常伴有周身困痛、脘痞苔腻、身热不扬等症。

此为气血不足不能荣于皮肤导致皮肤发黄,并且伴有湿邪侵袭、闭阻肌表导致阳气不能外发而形成熏蒸之象。

（7）疳积

肤色黄白,面色萎黄,毛发稀疏憔悴,腹大青筋,头大颈细,形羸体瘦,困倦喜卧。

此为饮食积聚于胃肠导致气血不能运化于头面和肌表而出现皮肤发黄、毛发稀疏憔悴、形体消瘦、困倦,同时饮食积聚容易化热伤阴耗血而出现毛发稀疏憔悴、皮肤干枯而缺少光泽。

（8）胎黄

初生婴儿周身皮肤、两目、小便发黄,其黄疸或浅或深,时间或长或短。

胎黄出现于生后二三日内,1 周内黄疸到达高峰,2 至 3 周内消退,婴儿一般情况良好。

多因肝胆湿热随血泛溢皮肤所致,小部分婴儿皮肤暗黄如烟熏者属于寒湿。

3. 赤色

主热证。

【提纲】

气血得热则行,热盛而血脉充盈,故见色红。

满面通红者,是实热证;

鲜红者,说明津液充足而气血沸腾,故为热盛初起,津液未伤,阳热蒸腾之象；

绛红者为热入营血，热伤津液，津液不足，血浓度增高而表现出的颜色；

暗红者为瘀热之象，暗属黑，黑为瘀，红为热；红而干为热伤津液；

内眼角发红是心火，外眼角发红是肺热，舌尖红是心火，舌边红是肝火；

两颧嫩红，为阴虚内热；

舌红少苔为阴虚内热，红为热，少为虚；

若在病情危重之时，面红如妆者，多为戴阳证，是精气衰竭，阴不敛阳，虚阳上越所致；

手掌发红，兼见白点，表现红白相间，多为肝胆湿热所致。

【具体病症】

（1）火热证

颜面和周身皮肤红赤，或伴有发热恶热，口渴饮冷；或见有红色斑疹；或伴有局部红肿，舌红苔黄，小便短赤。

此为火热蒸腾气血所致。

（2）阳气郁表

肤色赤红，烦躁不安，发热无汗，或有皮肤痒疹。

此为外感风寒，卫气闭塞肌表孔窍奋力驱邪而不得外透所致。

（3）阴虚证

两颧潮红，口唇红赤，形体消瘦，语音嘶哑，或痰中带血，舌红而瘦，舌苔少。

此为阴虚内热所致。

（4）戴阳

面色㿠白，颧部时而浮现嫩红如妆现象，游移不定，精神委靡，身缩蜷卧，呼吸短促，躁扰不安，舌淡苔白，下利清谷。

此为阴寒极甚而阳气虚弱至极导致阳气不能留于体内而浮越脱出之象，是病情危重的征兆。

（5）一氧化碳中毒

嗜睡或昏迷，面色潮红或呈樱桃红色，呼吸急促，烦躁，多汗，瞳孔缩小，不对称或散大。

此为一氧化碳中毒证。

4. 白色

主气虚、血虚、阳虚、寒证。

【提纲】

白色为气血虚弱不能充盈脉管，肌肤失养的表现；

阳气不足，无力鼓动气血，或耗气失血，致使气血不充，血脉空虚，均可呈现白色；

寒性收引，客于脉外，脉管变细，血液来而受阻，也可表现出白色；

面色㿠白而虚浮者，多为阳气不足，湿邪内盛；

面色淡白而消瘦者，多属营血亏损；

面色苍白者，多属阳气虚脱，或失血过多；

面色青白，多属寒邪；

舌淡白者属气血不足，眼睑淡白者属气血不足，口唇淡白者属于气血不足；

指甲淡白者属于肝血不足。

【具体病症】

（1）阳虚证

面色㿠白虚浮或青白晦滞,肤色苍白,肢体蜷缩,喜暖畏寒,常着较多衣物,精神委顿,舌淡嫩,苔白润,痰涎、白带、粪便等分泌物、排泄物色白质稀。

此是阳气虚衰,阴气较甚所致。

（2）阳气暴脱证

平素见有阳虚表现,又突然出现面色苍白,冷汗淋漓,汗出如珠,唇淡舌青,并可伴有呼吸急促不匀,两目上视等症。

此是阳气暴脱,生命垂危之象。

（3）气虚证

肤色淡白,面白无华,精神萎靡,少气懒言,行动迟缓,缺乏生气,舌有齿痕,苍白而润。

此是气虚,推动无力而出现的脏腑功能低下、代谢减慢的表现。

（4）血虚证

肤色白而无华,或黄白如鸡皮状,面、唇、爪、舌苍白,面容憔悴,毛发枯萎。

此为血虚所致,血液不能荣养皮肤导致皮肤失去红润所致。

（5）寒证

肤色青白,皮肤紧密,周身战栗,畏寒喜温,分泌物、排泄物澄澈清冷,舌淡苔白。

此为寒邪所伤,血脉为寒邪束缚而不能舒张,内脏清冷代谢减慢所形成的征象。

5. 黑色

主肾虚证、水饮证、寒证、痛证及瘀血证。

【提纲】

黑为阴寒水盛之色。由于肾阳虚衰,水饮不化,气化不行或者阴寒内盛,血失温养,经脉拘急,气血不畅,形成面色黧黑;

面黑而焦干者,多为肾精久耗,虚火灼阴所致;

目眶周围色黑者,多见于肾虚水泛的水饮证;

面色青黑且剧痛者,多为寒凝瘀阻、经络不通所致;

面黑无光泽,怕冷乏力者,多是肾阳虚。

【具体病症】

（1）肾阴亏虚证

肤色黑而干瘦,颜面黧黑,耳郭焦枯,面容憔悴,精神疲惫,弯腰屈背,不耐疲劳,唇舌干枯。

此为肾阴不足,虚火内炽所形成的一派阴虚之象。

（2）阳虚内寒证

肤色黑而暗淡,面色黧黑,或眼眶周围发黑,肢体蜷缩,畏寒喜温,常着较多衣物,舌淡嫩,苔白润,痰涎、白带、尿液、粪便等分泌物、排泄物清稀色白。

此为阳气不足,阴寒较重,阳气不能普照身体所形成的阴暗寒冷之象。

（3）寒湿水停证

肤色黑面色浅淡,眼眶四周发黑,颜面四肢浮肿,或有腹水胀大,小便短少,舌淡苔白滑,甚则舌苔灰黑而润。

此为寒湿内聚、痰饮内停于体内,并且寒、痰、湿、饮这些邪气蒙蔽阳气不能升发所形成的阴霾之象。

（4）血瘀证

肤色暗黑而肌肤甲错，面色暗黑，或有斑片状色素沉着，舌质青黯，夹有瘀斑瘀点。

此为气血运行不畅，瘀血内阻所致。

第四章 局部望诊

望局部情况,或称分部望诊,是在整体望诊的基础上,根据病情或诊断需要,对病人身体某些局部进行重点、细致地观察。

一、望头面部

【提纲】

正常人头颅大小随着年龄不同而异,新生儿头围约 34 厘米,出生后 6 个月增加 8～10 厘米,6～12 个月增加 2～4 厘米,2 岁时可达 48 厘米,3～4 岁约增加 1.5 厘米,4～10 岁共增加 1.5～2 厘米,18 岁时可达 53～58 厘米,以后即无变化。囟门(前囟)出生时1.5～2 厘米,出生后数月随着头围增大而变大,6 个月后逐渐骨化而变小,1～1.5 岁时闭合。后囟出生后有的已经闭合或很小,多数在出生后 6～8 周闭合。正常人头发一般多为柔软浓密而有光泽,其颜色随人种而异,中年以后,头发可逐渐稀疏减少,颜色变得花白,乃至全白。

望头部主要是观察头之外形、动态及头发的色质变化及脱落情况。以了解脑、肾的病变及气血的盛衰。

1. 望头形

头形取决于颅骨和颅内脑髓的发育情况。

头形过大者,可能是因为脑积水引起,中医称之为痰湿阻滞于

脑,是由于浊气不降所致;

头形过小,多是肾精不足,脑为髓窍,肾主骨生髓,肾精不足不能充养大脑导致头形过小;

小儿囟门凹陷,称为囟陷,是津液损伤严重,脑液不足不能充养脑髓所致,多由于先天脾虚,不能运化水液或者是热盛损伤津液引起;脑髓不足也可以导致囟门凹陷;

囟门高突,多为热邪亢盛充斥于脑所致,往往伴有肝风或痰或湿;

小儿囟门迟迟不能闭合,称为解颅,是肾气不足、发育不良、闭合迟缓的表现;

无论大人或小儿,头摇不能自主者,皆为肝风内动之兆;

2. 望发

正常人发多浓密色黑而润泽,是肾气充盛、气血旺盛的表现。

发不长或生长缓慢,伴有舌淡者多为肾阳虚;

发少或稀疏,伴有舌红苔少者为肾阴虚;

发黄无光泽,多为血虚,血不能荣润头发所致;

发干枯,多为津液或阴血不足,不能润养头发所致;

脱发,面黄,乏力,多是气血不足所致;

脱发,耳后高骨压痛,多属紧张或长期压力大所致;

脱发,头面部油垢,多属湿热阻滞,湿性黏腻而有油垢,湿邪阻滞气血正常运行而不能营养头发致使出现脱发;

突然出现片状脱发俗称"斑秃""鬼剃头",为血虚受风所致;

青年白发,伴有健忘,腰膝酸软者,属于肾精不足;

小儿发结如穗,常见于疳积病;

3. 望眉

正常人眉毛浓密色黑有光泽,是气血充盛的表现。

眉毛稀疏为气血不足;

眉毛浓密为气血充足;

眉毛上扬者多为肝火旺盛;

眉毛低垂者多为心气不足;

眉毛呈拱形,自然弯曲有弧度者多是善于思考者。

4. 髭须

唇上曰髭,颏下曰须,两颊曰髯。

经络之血气,皆属于肾,生于冲任,故冲任充则经络气血盛,经络气血盛则生髭、须、髯;

髭者大肠经循行,髭浓密有光泽者为大肠经气血充足,髭短少无光泽者为大肠经气血不足;

须者胃经和肾经循行,须浓密有光泽者为胃经和肾经气血充足,须短少无光泽者为胃经和肾经气血不足;

髯者胆经循行,髯浓密有光泽者为胆经气血充足,髯短少无光泽者为胆经气血不足。

【具体病症】

1. 大头畸形

头颅膨大呈圆形,前额、顶部、颞侧及枕部头骨凸出,每块头骨闭合不全,颅骨变薄,颜面相对较小,脑袋低垂,两眼下视,巩膜外露,呈落日状,面色㿠白,头颈部青筋显露,身体消瘦,发育迟缓,神志呆钝,终日爱躺卧床上。

主要见于脑积水患儿,痰湿水液停聚于脑所致。

2. 小头畸形

出生时头围较小,一般只有 30 厘米左右,或出生时头围正常,但头骨骨缝闭合过早,影响头颅发育,形成小头畸形。此类患儿头围最大不超过 42 厘米,前额后枕部多平坦而狭小,面孔相对较大,头发较粗,头皮较厚,身材亦小,多同时伴有神情呆钝,智力低下,步态不稳等表现。

此为肾精不足所致。

3. 方颅

前额左右突出,头顶平坦呈方形,此类患者多见烦躁不安,易汗出,夜间惊啼,枕骨部头发脱落,囟门闭合迟缓,出牙较晚,严重患者可伴见鸡胸、龟背、手腕和足踝关节畸形 O 形腿或 X 形腿等表现。

此为下有肾精不足,虚阳浮越于上所致。

4. 囟门不合

囟门不合,亦称解颅。小儿囟门不能应期闭合,同时多伴有方颅、易汗、烦躁、夜啼、枕秃、面色㿠白,牙齿生长迟缓,下肢软弱,甚则有鸡胸、龟背等现象。

此为肾精不足、脾肾亏虚导致身体、智力等发育迟缓。

5. 头发稀疏

头发稀疏易落,毛发生长缓慢,多伴见头发干枯萎黄、形体瘦削、精神委顿、体弱少气、面容憔悴等症。

多属精血亏虚所致。

6. 头发脱落

头发脱落的表现形式多样,有呈均匀脱落,日渐稀疏者,为气

血不足。

有呈突然片状脱落，而无所苦者，为血虚受风。

有呈头顶及两额角毛发脱落，渐成秃顶者，为胃肠郁热。

有脱发同时伴有大量干性头皮屑者，为血虚、津液不足而生内燥。

有脱发伴面部油光发亮、皮脂分泌较多等症者，为湿热凝滞、气血不通、头发失养而致脱落。

7. 头发枯萎

头发干枯，缺乏光泽，易折易落，多同时伴有面容憔悴、面色萎黄、精神不振、唇舌爪甲苍白等症。

此为精血不足，气血两虚，毛发失于营养所致。

8. 头发变黄变白

头发由黑变黄变白，缺乏光泽，同时可伴见面容憔悴、头发稀疏、形羸体瘦等。

此为肾精不足，肾精虚于下不能上升所致。

二、望面部

1. 明堂分五脏

额头属心，左脸颊属肝，右脸颊属肺，下颌属肾，鼻部周围属脾。

额头大者心大，额头小者心小。额头发红为心热，额头起疮色红属心火，起疮色暗红属心经瘀热，额头独见褐斑为心脉郁结；

眉间宽者心宽，眉间窄者心窄。眉心紧缩为心事重重；

左脸发红为肝火，左脸见褐斑为肝经瘀热；

右脸发红为肺热；

右脸过大者为浊气不降；

颧骨高者肝火旺；

两腮肉少者脾胃虚弱；

下颌起痘色淡红者属阴虚火旺。

2. 面与脏腑周身

五脏六腑和身形肢节，在颜面部都有各自的特定反映区域，具体如下：肺主阙中（两眉之间），心主下限（两目之间），肝主鼻柱部，脾主鼻头部，肾主两颊部，胆主鼻柱两外侧部，胃主鼻翼部，大肠主两颧骨之下、鼻翼至颊之中间部，小肠主鼻头上方两侧、鼻与颧之间部位，膀胱、子宫主人中部，首面主前额部，咽喉主阙上（阙中稍上部位），肩主颧部，颧之外侧为臂所主，臂所主的下方为手所主，肾主部位的稍下方为脐所主，目内眦上方为胸乳所主，耳门穴部为背所主，颊车以下的部位为大腿所主，上下腭角之间为膝所主，其稍下部为足胫所主。

脏腑肢节在颜面的分布理论，可以提示疾病病位，临证时根据病色出现的具体位置，就能判断其大致病位。

面肿，多见于水肿病；

腮肿，腮部一侧或两侧突然肿起，逐渐胀大，并且疼痛拒按，多兼咽喉肿痛或伴耳聋，多属温毒，见于痄腮；

面部口眼歪斜，多属中风；

面呈惊怖貌，多见于小儿惊风，或狂犬病患者；

面呈苦笑貌，见于破伤风病人；

面黄伴有目黄、尿黄者属于黄疸；

面黄伴有消瘦者是气血不足；

面红目赤者为情绪激动或内热重；

面胖而㿠白者为阳虚水湿；

面黑无光者多属肝肾亏虚日久所致；

面白而瘦者属于脾胃虚寒；

面部皮肤粗糙者多是肠燥；

面部肌肉跳动者属于肝经有热。

3. 面形分五脏

肝合筋，心合脉，脾合肉，肺合皮，肾合骨。

面部肌肉消瘦者脾虚，肌肉痉挛者肝风内动，面黄者气血不足，皱纹增多者气虚。

脸型瘦长者肝火旺，脸圆者胆不通，额头大下颌小者是上盛下虚。

4. 经络循行

督脉自背中行而上头至鼻，任脉自腹中行而上颌循面，冲脉荣于唇口，蹻脉会于睛明。听宫颧髎之分，手太阳也；眉冲五处之分，足太阳也；迎香禾髎之分，手阳明也；颊车巨髎之分，足阳明也；耳门和髎之分，手少阳也；前关听会之分，足少阳也。

两目及鼻面红肿者，为阳明经有热；

耳前后及额角红肿者，为少阳经有热；

后颈部肿起者，为太阳经瘀滞不通；

肿起者为实，陷下者为虚；

肿起为太过，邪气盛；陷下为不及，正气虚。

5. 面容分五脏

怒则厉然而目张，喜则油然而颐解，思则妪然而睑定，悲则瞿然而泣出,恐则薄然而气下。

怒者肝之容,喜者心之容,思者脾之容,悲者肺之容,恐者肾之容。

6. 面色主病

面部颜色或青、或赤、或黄、或白、或黑,不同脏腑的病变,可以出现不同颜色的病色。

根据五色主病的原则,面色青者,提示病在肝;面色赤者,提示其病在心;面色白者,提示病在肺;面色黄者,提示病在脾;面色黑者,提示病在肾。因此,观察面部病色可知病所在。

面色黄者,常见于黄疸、黄胖、脾胃亏虚、气血不足、湿病、疳积等病证;

面色白者,常见于寒证、阳虚、气虚、失血等病证;

面色青者,常见于寒证、瘀证、惊风、肝病等病证;

面色赤者,常见于火热、阴虚等病症;

面色黑者,常见于阳虚、寒证、瘀证、水停等病证;

面色紫者,常见于瘀证、阳虚等证;

面色垢者,常见于湿证。

三、望五官

望五官是对目、鼻、耳、唇、口、齿龈、咽喉等头部器官的望诊。诊察五官的异常变化,可以了解脏腑病变。

(一) 望目

望目主要望目的神、色、形、态。

1. 目与脏腑

目由瞳仁、黑睛、血络、白睛、眼睑等部分构成。

目受气于肝,得肝之气血充养才能发挥正常功能;目受气于心,得养于精,心主血脉,目之络即为血之精,血络属心,首尾赤眦属心;胃气色注于肺,其悍气上冲头者,循咽,上走空窍,循眼系,入脑络,约束属脾,即上下眼睑属脾;胆是少阳之脉,起于目锐眦;足太阳膀胱之脉,起于目内眦。

2. 五轮所属部位

(1)五轮即:风轮为黑睛,筋之精,属肝;血轮为大小眦,血之精,属心;肉轮为上下睑,肉之精,属脾胃;气轮为白睛,气之精,属肺;水轮为瞳仁,骨之精,属肾。

(2)八廓即:天廓,位于白睛,属肺大肠,又名传导廓;地廓,位于两眦,属脾胃,又名水谷廓;火廓,位于两眦,属心小肠,又名抱阳廓;水廓,位于瞳仁,属肾膀胱,又名津液廓;风廓,位于黑睛,属肝胆,又名养化廓;雷廓,位于白睛,天廓上,属命门,又名关泉廓;山廓,位于外眦,属胞络,又名会阴廓;泽廓,位于白睛内侧天廓下,属三焦,又名清净廓。

【提纲】

目赤色,病在心;白在肺;青在肝;黄在脾;黑在肾。色又有明暗、清浊、泽夭、散抟之异。明则神气充足,暗则神气亏虚;清者病多在阳,浊者病多在阴。

1. 目神

人之两目有无神气,是望神的重点。

凡视物清楚,精彩内含,神光充沛者,是眼有神。

若白睛混浊,黑睛晦滞,失却精彩,浮光暴露,是眼无神,为精气不足的反映。

2．目色

目色即眼部结构的颜色。

目内眦红赤，为心火；目外眦红赤属肺热。

白睛赤为肺火；白睛现红络，为阴虚火旺；白睛变黄，是黄疸之征，黄而鲜明为湿热，黄而晦暗为寒湿。

白睛现青色为肺寒或虫积；

眼胞皮红肿湿烂为湿热困脾；

全目赤肿，迎风流泪，为肝经风热；

两目干涩为肝阴虚；

黑睛发黄为肝阴血不足；

目眶周围见黑色，为肾虚水泛之水饮病，或寒湿下注的带下病。

3．目形

目形即眼部结构的外形。

目者，肝之外候也，目大者肝大，目小者肝小，目深者肝坚，目露者肝脆，目高者肝高，目下者肝下，目偏倾者肝偏倾，目端正者肝端正，瞋目者，阳证也，瞑目者，阴证也，目不合者，气留于阳，目不开者，气留于阴。

眼睑微肿，状如卧蚕，是水肿初起，若老年人下睑浮肿，多为肾气虚衰所致；

目窝凹陷，是阴液耗损之征，或因精气衰竭所致；

眼球空起而喘，为肺胀；

眼突而颈肿则为瘿肿，是气郁痰阻所致；

双睑下垂，属先天不足、脾肾双亏；

单睑下垂或双睑下垂不一,多为后天性睑废,因脾气虚或外伤后气血不和,脉络失于宣通所致;

眼裂宽者往往肝火旺。

4．目态

目态即眼部结构的运动状态。

眼睑动作迟缓者脾运化较迟,眼睑动作快速者脾运化较速。

上睑气壅者,脾虚;下睑微肿者,水湿。

目肿胀者为实,目陷下者为虚。

上视者阳不足,下视者宗气虚。

斜视者,肝风内动;直视者,肝肾精亏。

瞳仁扩大,多属肾精耗竭,为危重之象。

眼球细微震动者,肝风内动。

眨眼频频者,脾肾两虚,肝风内动。

【具体病症】

1．目黄

目黄即白睛黄染,甚则黑暗或瞳仁发黄。

（1）湿热:初则目黄浅而鲜,继而发展,目黄鲜明如橘子色,多为热重于湿,若目黄不晶亮,可见于湿重于热,多伴有身黄、尿黄。

（2）血虚:久病而见目黄,黄色浅淡,伴体倦神疲、纳少、便溏等。

（3）寒湿:病久,目黄身黄,其色晦滞,伴脘腹胀满、畏寒肢冷等。

（4）毒热:发病暴急,目身黄染迅速加深,身热,躁扰,便秘尿赤等。

（5）血瘀气滞：目黄灰暗，腹胀如鼓，筋脉怒张，小便不利，舌有瘀斑。

2. 目赤

目眦红赤，白睛红赤，赤脉贯黑睛，血灌瞳仁等。

（1）心热：内眼角灼热疼痛，伴有心烦、失眠等症。

（2）肝经风热：肝经风热，肝火上炎常令目赤，常伴头痛、易怒、舌红苔黄等。

（3）肺热：肺主白睛，白睛变赤，火乘肺位，常伴咽痛咽干、咳嗽、便秘、尿黄、舌红苔黄等。

（4）膀胱实热：膀胱实热可令目赤，常伴头痛目痛、尿赤等。

（5）阴虚火旺：肾阴亏虚而生内热，火炎于上，令目赤，甚则血灌瞳仁。

3. 目青

白睛或黑睛呈青色。

（1）风火攻目：肝开窍于目，风火攻目，侵肝犯胆，严重者见其主色面目青。除目青外，还伴有头目剧痛、恶心欲吐、烦躁易急等。

（2）寒邪滞目：寒邪久重，阴霾犯上，可致目青，除目青外，常伴有巅顶隐痛、恶寒喜暖、呕吐清涎等。

（3）肾阴亏虚：肾家虚损之甚，易见瞳仁色青。除目青外，常伴有头晕耳鸣、五心烦热、少寐健忘、舌红少苔等。

（4）脏气欲绝：疾病垂危，脏气欲绝，精气不能上注于目而致目青。

4. 目黑

白睛变为黑睛，或黑睛上另生黑珠，有如蟹目。

（1）热邪壅盛：热邪壅盛，上犯于目，可致蟹目。除蟹目、痛甚外，还伴头痛、易急、口苦苔黄等。

（2）痰湿滞目：痰湿上扰清空，阻滞目窍，日久可致目黑。除上述症状外，常伴头眩、头痛、苔腻等。

（3）肝肾亏虚：肝肾虚甚，精气不能上注于目，久之目黑，并常伴有头晕耳鸣、心烦健忘、舌红少苔等。

（4）脏气欲绝：脏气欲绝，目失所养，白睛变黑。

5. 目白

白睛当白而为肺主。然患者白睛过于鲜明或浊滞亦为病，若见黑珠有白斑，或有白环，或大片变白，皆为病。

（1）痰浊瘀阻：黑珠边缘有白环，多由血脂高，痰浊瘀阻，精气不能上注于目，久而见此。常多形体肥胖，头昏头胀，胸闷脘痞，舌苔滑腻等。

（2）风热壅滞：目生翳障，可在黑睛上布有白浊星翳，多由风热壅滞所致。

（3）阳虚寒凝：素体阳虚，而又沉寒痼冷在内，收缩凝滞，精气不能上注于目，久之而黑睛亦可渐白。除呈白色翳障外，伴有双目昏矇、形寒肢冷、馊清便溏等。

（4）肝肾亏虚：见于糖尿病，或老年体衰，或营养不良已久，而目失养，晶体混浊，其色渐白，乃至白内障，常伴有头晕耳鸣、心烦口干、舌红少津等。

6. 目突

眼球较正常突出。

（1）风毒：风毒上攻头目，可令头痛目突。

（2）风热痰饮：风热痰饮，上攻于目，可致目突，常伴有头痛、恶风、舌红苔腻。

（3）热毒攻目：热毒上攻于目，可令目突。常伴有便秘溲赤、口苦苔黄。

（4）肺气壅逆：肺气壅逆，久喘可致目突。常伴有咳痰清白、胸膈满闷、口不渴、面色晦滞。

（5）气郁化火：肝开窍于目，肝气郁滞，久则化火，可令目突。除目珠突出外，常伴有甲状腺肿大、头晕胀痛、烦躁易怒等。

（6）阴虚阳亢：可见目突、头晕、耳鸣、五心烦热、舌红少苔。

（7）血瘀气滞：目突，头痛，复视，耳鸣，舌质紫黯，或有瘀斑。

7. 目陷

眼球较正常内陷。

（1）气虚：大病或久病气虚，精气不能上注于目，目不能受气，则内陷。常伴头晕乏力、纳少、便溏等。

（2）脾衰木乘：大吐大泻，以及霍乱吐泻等，由实转虚，脾气大衰，而木乘之，而害于目，致使目陷。

（3）阴阳竭绝：精气无由上注于目，而目无所养而内陷。

8. 目斜

目睛不正而偏视。

（1）先天而得：先天而得，多与禀赋不足有关。

（2）风邪：风邪上攻于目，可致目斜。

（3）热邪：人受热邪，其兼风者最易上攻头目而致目斜，常伴头痛、面赤、便秘、舌红。

（4）寒邪：寒邪收引，其伤目者，亦可致目斜，常伴头痛、畏寒、肢冷、舌淡、苔白。

(5) 正气大虚:目为肝之窍,肝虚而目失所养,久则可致目斜。

9. 目瞪、直视

眼瞪大,目睛不动。

(1) 阳气盛:阳气盛,上扰于目,则瞪目,可伴心烦易急、头晕、面赤等。

(2) 痰热上扰:痰热上扰清窍,而发生惊风、癫痫、痉病等,常伴见目直视,多伴有四肢抽搐、神昏等。

(3) 脏气厥微:脏气衰微,不能上养于目,则目无神而直视。

10. 目瞑

目闭不开,闭眼。

(1) 阴盛:阳主动,阴主静,目瞑不动者,多为阴盛,常伴畏寒、手足逆冷等。

(2) 热盛:目热畏光,常瞑不欲开,或热入于血者目喜瞑。

(3) 中风:中风神昏者,常闭目不开,常伴半身不遂、口眼歪斜、舌卷、苔黄等。

(4) 脏气绝脱:疾病垂危,脏腑精气不能上注于目,则目失用,瞑而不开,常伴面色苍白、四肢厥冷、二便自遗、口唇青紫、脉微欲绝。

11. 露睛

目不能闭合。

(1) 中风:风中于络,可致口眼歪斜,则单侧目不能闭,常露睛,或有半身不遂,或单纯口眼歪斜。中于脏腑之闭证,常有神昏、目开不闭者。

（2）脾胃虚极：脾胃虚极，肌肉失主，则眼睑失用，常伴有体倦神疲、纳少、舌淡苔白。

（3）阴阳俱损：虚劳，阴阳俱不足，目失所养，则用异常，有的可致昏睡露睛，常伴有面色无华、身体消瘦、体倦乏力、头晕耳鸣、男子遗精、女子久带等。

12. 目胞肿

目胞肿，皮色光亮或红赤。

（1）风热毒邪：目胞肿赤，多由风热毒邪上犯所致。除目胞肿赤外，多伴痒痛，甚则局部溃烂、头痛等。

（2）脾有蕴热：脾主目胞，脾有蕴热，上攻于胞，则胞肿赤。

（3）水气：胞肿缓缓，皮色不赤而光亮，多为水气所致。

（4）寒饮：寒饮久滞五脏，精气不能上达于目，可使目胞出现灰黑晦暗之色，并可见微肿，并常伴有胸胁支满、胃中有振水声、呕吐稀涎、口不喜饮等。

13. 目颤

眼睑瞤动或眼球震颤。

（1）风邪：眼睑瞤动，牵及眉际，多由风邪乘袭所致。

（2）虚风内动：精血亏虚，虚风内动，可致眩晕、目震颤等症，盖因风主动故也，常伴耳鸣、心烦、舌红少苔等。

（3）肝脾失调：肝主风，脾主目胞，肝脾失调也可致目胞乃至眼球震颤，可伴有胁痛、脘胀、纳差等症。

（4）精气将绝：脏腑精气将绝，目无所养，可致目颤。多与肌肉颤动并见，常伴有神衰不语、少气懒言、脉微欲绝等。

14. 目呆

眼球对外界事物反应迟钝，甚至呆滞。

（1）先天不足：先天禀赋不足，大脑发育不全，元神功能极差，目亦失神，因而对外界事物反应迟钝，故可见目呆。

（2）精血亏损：年事已高，肝肾大亏，精血俱损，而不能注目养脑，渐致脑海空虚、神机顿滞而目呆。

（3）脑络瘀滞：因于脑外伤，或因于膏粱厚味，痰脂瘀阻脑络，影响目系，元神受损，而致目呆，常伴头痛、手足麻木、笨重等。

（4）肝郁：肝开窍于目，肝郁久而失养，肝郁则神不悦，目失养而呆滞，常伴胸闷、胁痛、善太息等。

（5）痰饮：痰饮蒙闭心窍，神失所主，可致精神抑郁、表情呆滞、胸闷、舌苔白厚或白腻。

15. 上视、戴眼

黑眼向上，形成白多黑少，不能转动。

（1）热盛动风：湿病热入营血，或邪陷心包，可见热极生风，而见手足抽搐、两目上吊或戴眼、舌质红绛。

（2）风痉：多由风寒湿邪所致，症见抽搐、口噤、两目上视、舌淡苔白。

（3）癫痫：痰热上扰清窍，可致癫痫发作，而见项背强直、四肢抽搐、两目上吊，常伴口吐痰涎、舌暗红苔厚。

16. 眼睑下垂

单侧或双侧上睑下垂。

（1）热伤筋纵：热伤太阳、阳明之筋，筋纵使目下垂，可伴头痛、鼻干、舌红、苔薄黄等。

（2）风湿：眼皮下垂而不能展上者，因于风湿，将有半身不遂之患也，常伴身痛、下肢沉重、其头如裹等。

（3）气血亏虚：气血亏虚，不能上荣于目，复受风邪，可致眼睑下垂，常伴面色无华、舌淡苔白等。

（4）脾胃亏虚：上睑属脾，下睑属胃，睑动迟者，脾动迟，睑动速者，脾动速。若脾气太虚，可致眼睑下垂、早轻晚重、体倦乏力、少气懒言、舌淡苔白等。

（5）肝肾亏虚：两睑下垂，朝轻暮重，四肢无力，咀嚼无力，腰酸耳鸣，视物成双，心烦少寐，舌红少苔。

17．睫毛倒入

睫毛卷曲，内刺睛珠，涩痛流泪难睁。

（1）风邪：睑生倒睫，脾受风邪。

（2）湿热：湿热伤脾害目，可使倒睫，常伴有胸闷脘痞、舌苔黄腻等。

（3）虚寒：寒主收引，可致倒睫，常伴形寒畏冷、舌淡苔白。

18．眼眵

眼部分泌物多。

（1）实热：眵多为热结，色黄，常伴心烦、口渴、舌红、苔黄等。

（2）虚热：眵稀不结，其色淡，多为虚热，常伴咽干口燥、五心烦热、舌红少苔等。

（3）毒邪：小儿麻疹常因毒邪上攻，两目眵多，甚至两目眼睑粘连不能睁开。

19．流泪

目流泪水，或见风更甚，悲伤泪多除外。

（1）风邪中目：风主疏泄，风中于目，泪道易开，则流泪。

（2）风热攻目：风热上攻于目，每见目赤流泪，常伴头痛、畏光，舌红苔薄黄等。

（3）火热盛：火热上攻，亦可致流泪，俗称热泪，常伴头晕头痛、口苦、舌红等。

（4）寒冷：寒冷亦可致流泪，尤其是肾冷，可伴形寒畏冷、舌淡苔白。

（5）痰湿：痰湿伤脾犯肺，亦可令泪出，常伴脘闷呕恶、苔厚或腻。

（6）痘疹毒邪：痘疹毒邪上犯，常令醉眼含泪汪汪，常伴发热、恶风、咳嗽流涕。

（7）悲伤：难过而流泪。

（8）肺气虚：常悲伤欲哭。

20. 瞳仁缩小

瞳孔正常者直径为 2.5～5.6 毫米，小于 2 毫米者称瞳仁缩小，亦名瞳仁紧。

（1）热毒壅滞：热毒深入营血，侵害肝肾；或邪陷心包，上攻头目，目失所养而目系挛急，可致瞳孔缩小、神昏、抽搐等。

（2）肝经风热：肝开窍于目，肝经风热上攻于目，可致神志欠清，瞳仁渐小，展缩欠灵，可伴有疼痛、头晕等。

（3）肝胆实火：肝胆实火，可致抱轮红赤，瞳仁缩小混浊，甚至黄液上冲，常伴头痛口苦、烦躁易怒、舌红苔黄等。

（4）脑络瘀阻：目系连脑，血瘀脑络，目失所养，其瘀甚者，则生风，可有瞳仁缩小，常伴舌暗或有瘀斑。

（5）脏气欲绝：或因热病厥深，精气将绝，或因虚劳耗损，肾气欲绝，可致神昏、瞳仁缩小，故有瞳仁散大或缩小者，皆肾虚也。

21. 瞳仁散大

瞳孔大于 6 毫米。

(1) 中风：瞳仁散大，左右不均者，中风极险之证也，伴有神昏、鼻鼾、舌卷、苔黄等。

(2) 肾虚：瞳仁开大，淡白偏斜，此肾虚也，常伴腰膝酸软、耳鸣、面色无华、舌淡苔白等。

(3) 阴虚火旺：血弱阴虚，不能养心，致心火旺，阳火甚，瞳仁散大。常伴头晕耳鸣、咽干口燥、五心烦热、舌红少苔等。

(4) 阳气虚脱：瞳仁渐散渐大，不能舒缩，视一物见两形，手足摇颤，面色青白，身出冷汗，二便遗泄，不省人事，死证也。

22. 目眦赤烂

目眦又称眼角，眼角发红溃烂。

(1) 风热伤眦：风热上攻于目，可见目眦赤烂。

(2) 五脏壅热：五脏壅热，尤其心、肺、肝火上攻，最易眦烂。

(3) 燥热伤眦：燥邪伤眦，可致眦烂，常伴鼻干口燥、咽干、喜饮等。

23. 目眦淡白

目眦色淡白而浅于常人。

(1) 血虚：血者，赤色也，血不足，则色不赤而淡白，目眦亦然，常伴面色萎黄、唇爪色淡、时有心悸、舌淡白。

(2) 阳气虚：由于阳气虚而不能温煦血脉，甚则面色㿠白，目眦淡白，形寒畏冷，手足不温。

(二) 望鼻

望鼻主要是审察鼻之颜色、外形及其分泌物等变化。

【提纲】

天地氤氲,万物化醇;男女媾精,万物化生;五官先生鼻,五脏先成精。

盖鼻者,形之始也;气之门户也,呼吸之间,通乎天地,贯乎经络。

鼻者,肺之合也,鼻大者,肺气有余;鼻小者,肺气不足;鼻居颜面中央,中央属土,土能生长万物,故鼻之部位属土,综而观之,鼻尖属脾,鼻翼属胃,鼻口属肺,鼻涕为津液。

1. 鼻之色泽

鼻色明润,是胃气未伤或病后胃气来复的表现。

鼻头色赤,是肺热之征;色白是气虚血少;色黄是脾有湿热;色青多为腹中痛;色微黑是有水气内停。

鼻头枯槁,是脾胃虚衰,胃气不能上荣之候。

鼻孔干燥,为阴虚内热,或燥邪犯肺。

鼻燥衄血,多因阳热亢于上所致。

2. 鼻之形态

鼻头或鼻翼色红,生有丘疹者,多为酒糟鼻,因胃火熏肺,血壅肺络所致。

鼻孔内赘生小肉,撑塞鼻孔,气息难通,称为鼻痔,多由肺经风热凝滞而成。

鼻翼煽动频繁呼吸喘促者,称为"鼻煽"。如久病鼻煽,是肺肾精气虚衰之证;新病鼻煽,多为肺热。

鼻翼外扩者多胃热食多。

3. 鼻之分泌物

鼻流清涕,为外感风寒,若久流清涕,为肺气虚。

鼻流浊涕，为外感风热；鼻流浊涕而腥臭，是鼻渊，多因外感风热或胆经蕴热所致。

鼻孔干者，肺津不足；鼻干黑燥者，火热灼肺。

中焦虚寒喜哈欠。

清涕出欲嚏不能者，中焦虚寒。

小儿清涕倒吸者为阳气不足。

【具体病症】

1. 鼻头色白

大凡鼻色，以明润者为佳，此则呈见淡白。

（1）脾胃虚寒：脾胃虚寒，气血生化无源，则鼻失温煦、荣养，其色苍白，多伴有形寒肢冷、神疲体倦、纳少便溏、舌淡苔白。

（2）亡血：因于亡血，其甚者则血虚脱，其脉空虚，而无由上润，故面色淡白，鼻色亦然。常伴唇、甲色淡，心慌气短，色淡白等。

（3）水气痰饮：痰饮水气阻滞，营气不能达于鼻，可见鼻头色白，常伴胸闷脘痞、四肢浮肿、舌淡苔白等。

（4）正气暴脱：因病危重，正气暴脱，颜面全无血色，鼻色亦淡白无华，常伴神衰语微、冷汗肢厥、脉微。

2. 鼻头色黄

鼻头色黄，或鲜明，或暗滞。

（1）湿热：湿热郁阻，鼻、目色黄如橘子色。其中湿重者，则黄色暗，热重者黄色鲜明，常伴有脘痞纳呆、舌苔黄腻等，严重者可伴有全身发黄。

（2）留饮：留饮不去，阻滞于内，甚则发黄，黄色见于目、鼻，常伴脘腹胀痛，自利反快，虽利心下续坚满，舌苔厚腻。

（3）瘀血：瘀血在里，肝失疏泄，脾失升降，可见鼻头色黄，常伴胁下或脘部刺痛，舌有瘀色或瘀斑。

（4）脾火津涸：脾火盛而津涸，可应于鼻，而见鼻头黄黑枯槁，常伴便秘、口干、舌红等。

（5）脾气欲绝：脾气上应于鼻，肉黄燥如土，是无生气，脾气将绝之征，常伴形羸、神衰、语声低微等症。

3. 鼻头色赤

（1）外感风热：风热袭于肺卫，每见咽红、面赤、目赤，鼻亦随之而赤，常伴身热，咳嗽，舌边尖红。

（2）肺热：肺有蕴热，上应于面，可见面、鼻红赤，常伴鼻孔干燥、痒痛、舌红苔黄。

（3）脾火：脾火上熏，可见鼻头红赤，上布丘疹脓包，可伴口臭、龈肿、苔黄。

（4）阴虚阳亢：阳气亢盛，上达头面，每见头晕、面赤、鼻红、耳鸣、心烦易急、舌红少苔。

4. 鼻头青黑

（1）阴毒：阴毒寒邪，凝滞腹中，阳气不能上荣于鼻，则鼻头色青，常伴畏寒、肢冷、口不欲饮、舌淡苔白等。

（2）血瘀：血瘀于内，而不能荣于头面，可见鼻头青黑，特别是黑疸，可见额部及鼻，常伴腹胀胁痛、纳呆、舌暗红或有瘀斑。

（3）水气：水气太过，每致血瘀，水血郁瘀，阻滞气机，脾肾受损，上应于鼻，可见鼻头微黑，可伴浮肿、尿少、苔白等。

（4）燥热内结：燥热内结阳明而应于头面，可见鼻头黑燥，鼻孔干枯，常伴便秘、口舌干燥、苔黄而干。

（5）虚劳：虚劳，特别是肾虚，可见本脏色而鼻头黑，常伴身瘦、五心烦热、舌红少苔等症。

（6）乳、油太过：饮食乳类或油腻太过，也易发生鼻头上粉刺、黑头面疮。

5. 鼻肿

鼻头局部或全鼻肿起。

（1）脏腑火盛炎上：尤其是肺经火盛，每易使人鼻红漫肿。

（2）虫疳：湿热生虫，虫积久成虫疳。其中有湿热上应于鼻者，则鼻下红肿，常伴肌瘦、腹胀、大便酸臭、舌苔浊腻等。

（3）心虚夹瘀：心虚夹瘀，久则心脏受损，以致心脏扩大，上应于鼻，则鼻尖发肿，可伴有心悸、气短、舌暗苔白。

（4）阴虚火旺：肾阴亏虚，虚火上炎，亦可致鼻头局部肿块，常伴有口渴多饮、小便亦多、五心烦热、舌红少苔等。

6. 鼻煽

呼吸困难，鼻翼煽张。

（1）风寒束肺：风寒束肺，肺失宣降，甚则喘息鼻煽、面赤、无汗。

（2）肺火：火热壅肺，肺气不利，甚则喘息鼻煽、面赤、舌红。

（3）肺虚：肺虚不支，难以支持呼吸，亦可喘息鼻煽，面色淡白，舌淡。

（4）脏气欲绝：疾病垂危，鼻煽喘汗，口鼻虚张，面色苍白，身凉致厥，肺微欲绝。

7. 鼻梁塌陷

（1）疠风毒邪：疠风毒邪侵蚀，久则鼻部腐烂，鼻梁崩塌。

（2）疳疮：鼻疮为虫所蚀，久而成疳，糜烂，常有舌红苔黄。

（3）正气虚陷：久病久衰，大肉已脱，鼻亦陷下。

8. 鼻生息肉

鼻孔内生息肉，渐大渐出。

（1）湿热结滞：风湿热邪搏结、凝滞可致息肉，常伴鼻塞、头痛、口干、舌红苔黄等。

（2）风寒：风寒乘肺，鼻窍不通，津液凝滞，冷气搏结于鼻，久则鼻息肉出，常伴鼻塞、流涕稀白、喜暖畏寒、舌淡苔薄白等。

9. 鼻孔干燥

鼻孔干燥，甚则干裂，或枯槁如煤烟。

（1）热盛：脏腑内有积热，攻于上焦，可致鼻干，常伴咽干口燥、喜冷饮、便秘、舌红苔黄。

（2）风热：风能胜湿，热能伤津，故可见鼻干口燥。

（3）阳毒：阳毒内燔，上攻于鼻，则鼻孔黑干，常伴烦躁、舌质绛苔干黑。

（4）阴虚火旺：阴虚生内热，津液亏乏，不能上承，以致鼻内干燥，常伴口舌干燥、五心烦热、舌红少苔。

（5）鼻衄：肺胃有热，鼻孔干燥。

（6）肺气欲绝：鼻孔黑燥无涕，喘逆，神昏，肺气将绝。

10. 鼻孔冷滑

鼻孔黑而湿，如有寒水之状。

鼻孔冷滑黑者，阴毒也，常伴腹中冷痛、四肢厥冷、脉微欲绝。

11. 鼻疮

鼻前孔附近肌肤红肿、糜烂、皲裂、结痂等。

（1）肺热：肺热内蕴，邪毒外袭，上攻于鼻窍，蕴结于鼻部肌肤，发为鼻疮、痒痛，可兼头痛发热、苔黄等。

（2）脾胃湿热：饮食厚味，停湿蕴热，循经上蒸鼻窍肌肤，而致鼻疮。常伴脘痞不饥，舌红苔厚或黄腻。

12. 酒糟鼻

鼻头皮肤呈弥漫潮红，表面油腻光滑，毛细血管扩张，或在潮红底色斑片的基础上，出现散在性粉刺样丘疹或小脓包，有的丘疹如豆大，坚硬，局部明显血管扩张，皮色由鲜红逐渐变成紫褐（丘疹型），或在鼻尖部丘疹增大，高出皮面，结节增大，皮色紫红，表面凹凸不平。

（1）肺胃积热：嗜食肥甘厚肉，辛辣酒饮，导致肺胃积热，循经上熏于鼻，则鼻准焮赤成糟，舌红苔黄。

（2）血热壅瘀：多酒之人，酒气蒸蒸，面鼻得酒熏，血为极热，热血得冷而为阴气所搏，汗浊凝结阻滞而不行，故其先为紧而后为黑色也。

（3）寒邪搏结：久寒凝滞，局部血瘀，久则鼻渣，其色暗红。

13. 鼻衄

鼻流血。

（1）火热：火热迫血妄行所致，其发病急，衄血来势猛、量多、色鲜赤。

（2）燥热：燥热伤津动血，可致鼻干衄血，色鲜、身热、口干咽燥、舌红少津。

（3）气虚：气不摄血，可见鼻衄不止、量多色淡、面色萎黄、体倦乏力、舌淡苔薄白。

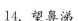

14. 望鼻涕

涕从鼻出,或清或浊。

(1) 感冒风寒:多见鼻流清涕,兼见鼻塞、喷嚏。

(2) 伤风:可见鼻塞、流清涕、身热、头痛、汗出、恶风。

(3) 虚寒:鼻流清涕,日久不止,皆因肺脏虚寒,若鼻流清涕甚而不止者,为脑漏,多为中气不足所致。

(4) 发疹:小儿流清涕,咳嗽喷嚏,呵欠、烦闷、面赤、麻疹欲发。

(5) 风热:鼻塞流浊涕,口干、便秘,风热所致。

(6) 肺胃热毒:鼻流黄浊涕,可由肺胃热毒所致,可伴口苦苔黄。

(三) 望耳

望耳应注意耳的色泽、形态及耳内的情况。

【提纲】

耳者,肾之官也,故察耳之好恶,可知肾之强弱也。

黑色小理者,肾小;粗理者,肾大;耳高者肾高;耳后陷者肾下;耳坚者,肾坚;耳薄不坚者,肾脆。

1. 耳之色泽

正常耳部色泽微黄而红润。

全耳色白多属寒证;黄赤者多属热证。

色青而黑多主痛证。

耳轮焦黑干枯,是肾精亏极,精不上荣所致。

耳背有红络,耳根发凉,多是麻疹先兆。

2. 耳之形态

正常人耳部肉厚而润泽,是先天肾气充足之象。

耳郭厚大,是形盛;耳郭薄小,乃形亏;

耳肿大是邪气实;耳瘦削为正气虚;

耳薄而红或黑,属肾精亏损;

耳轮焦干,为肾阴虚所致;

耳轮甲错多见于久病血瘀;

耳轮萎缩是肾气虚之重症。

【具体病症】

1. 耳厚而大

耳厚且大于一般的人耳。

禀赋较足、形气较充、营养较好属壮实者多。

2. 耳薄而小

耳郭较薄,耳形较小于一般人。

禀赋不足,营养不充,属虚弱者多。

3. 耳肿

耳郭局部或全部肿起或红肿。

(1)风水:风邪伤水脏,水湿泛溢,可致风水,头、面、耳等俱肿,甚则一身悉肿、汗出恶风。

(2)实热:脏腑热盛,上攻于耳,可致耳肿赤,多伴有头痛、口苦、舌红苔黄。

(3)湿热:肝胆湿热,循经上泛于耳,可致耳肿溃烂,流黄水,常伴舌红苔腻等症。

4. 耳瘦萎缩

耳形逐变瘦小,无泽或晦干。

(1)热耗津液:温病热耗津液,后期伴有肌肉消瘦,耳随之变

望诊

瘦,多伴有舌红无苔、筋脉挛急等症。

（2）下消：肾阴大亏,失于固藏,精微下漏,身体消瘦,耳轮随之变瘦。

（3）癥积：癥积存内,阻滞生机,大实致赢,肌肉大消,耳轮随之渐瘦,干涸晦暗。

5. 耳轮甲错

耳轮皮肤粗糙、干燥、呈鳞甲状。

（1）血瘀：体内血瘀较甚,肌肤不营,久而甲错,耳轮随之亦甲错。常伴有身体赢瘦、腹满不能饮食等症。

（2）湿热壅瘀：肠痈久不愈,湿热壅瘀,化脓,可见甲错。

6. 耳疮

外耳道弥漫性红肿,亦可有黄色分泌物。

（1）风热：风热上袭,犯于耳,可致耳疮,常伴有身热、恶风、头痛等症。

（2）脏腑蕴热：脏腑蕴热,特别是肝胆热盛,上攻头面,可致耳疮、耳痛、耳鸣。

7. 耳蕈

耳内长出小肉,状如羊奶头或樱桃,头大蒂小,亦如蘑菇。

（1）肝胆郁热：可见耳蕈,伴头昏、口苦、胁痛、舌红苔黄等。

（2）胃经积火：可见耳蕈,伴口臭、便秘、舌红苔黄干。

8. 耳挺

耳内长出小肉,细长赘肉,状如枣核,触之疼痛。

（1）肝肾火旺：可见耳挺赘出,触之疼痛,伴头痛头晕、耳鸣、易急、舌红苔黄。

（2）胃火上燔：可见耳挺赘出，触之痛，牙龈肿痛，前额头痛，口臭、喜冷饮，大便秘。

9. 耳轮色黄

耳轮色黄或晦黄。

（1）湿热壅阻：湿热壅阻，每致黄疸，全身发黄，耳、目亦然，每伴有舌苔黄腻。

（2）热瘀于里：脏腑热瘀，阻滞气机，肝胆不得疏泄，可致黄疸，耳、目、肌肤黄染，舌质暗或有瘀斑、苔黄。

10. 耳轮色白

耳轮颜色淡白而薄。

（1）虚寒：阳气不足，体生虚寒较甚，肌肤失于温煦，可见耳色白而薄，常伴舌淡胖、苔白、手足不温等。

（2）血虚：气血不足，不能充润于耳，可见耳轮色白而薄，常伴唇、甲色淡，面色萎黄，心悸等症。

（3）水气：水气，特别是风水，可致头面水肿，面色㿠白，耳轮色白，小便少，舌胖大苔白。

11. 耳轮色青

耳轮局部或全部色青。

（1）瘀血已久：里有瘀血，久而变坏，上应于耳，可见耳轮发青，常伴有腹内刺痛，或腹痛、痛经等。

（2）寒凝血脉：寒主收引，寒凝血脉，阴寒太盛，可致耳轮色青，常伴有腹痛、肢厥等症。

（3）主风：小儿急惊风，神昏抽搐，口唇、指甲青紫，耳轮亦青，舌绛暗。

（4）肝气欲绝：青乃肝之色，肝气欲绝，真脏色现，可有面、耳晦青，多伴有躁扰、神昏等症。

12. 耳轮色黑

耳轮乃至全耳色黑。

（1）久瘀：久瘀之人，气血不能充养于耳，久而色黑，多伴有痛症，其舌亦黯。

（2）寒凝：寒邪太盛，凝滞收引，血脉痹阻，可见耳轮色黑，常伴有畏寒、手足厥冷等症。

（3）热盛：热盛灼津耗液，久而身瘦，耳渐枯黑，舌红，苔灰黑而燥。

13. 耳背红络

耳背上呈现红的脉络。

（1）麻毒：麻疹毒邪袭于小儿，欲作麻疹，身有微热，耳背红络，且耳根部发凉。

（2）风温：风温初起，小儿身热，面微赤，耳背红络，伴舌边尖红，苔薄白。

14. 耳面血管充盈

耳面皮肤的血管暴露明显且有扩张，与正常之血管隐而不现迥异。

（1）肺虚夹实：肺朝百脉，肺虚则脉运迟，痰湿阻滞，久而壅瘀，故见耳面血管充盈，此多见支气管扩张症。

（2）血瘀：心病而血脉失主，则瘀滞，或者是肝病失去疏泄，久而血瘀，上应于耳，可见耳面血管充盈，常伴有心悸怔忡或膨胀等。

15. 耵聍过多

耳孔耵聍甚多,甚至聚集成丸,堵塞于耳道,影响听力。

(1)肝胆热盛:耵聍较多,阻塞耳道,伴有耳鸣或疼痛、口苦、舌红苔黄等症。

(2)阴虚火旺:耵聍较多,耳道堵塞,耳鸣耳痛、头目眩晕、五心烦热、舌红无苔。

16. 耳内红肿

外耳道红肿,伴有耳痛。

(1)毒热上壅:可见外耳道红肿,伴耳痛,头痛较剧,舌红苔黄。

(2)肝胆湿热:可见外耳道红肿,上有较稠渗液,伴有耳痒痛、头痛、口苦、舌红苔黄厚或腻。

(3)阴虚火旺:可见外耳道红肿,反复发作,伴有耳痛、耳鸣、五心烦热、舌红无苔。

17. 脓耳

耳内流出脓液,伴有耳痛。

(1)肝胆火盛:肝胆火盛,上壅于耳,热腐败血,而生脓耳,多伴耳疼、耳鸣等。

(2)肾虚火旺:肾开窍于耳,肾虚火旺,灼伤耳膜,热腐成脓,缠绵不愈,常伴有头晕、耳鸣、五心烦热、舌红少苔等。

(3)脾虚湿困:可见脓液由耳流出,经年累月,清稀无味,常伴体倦、纳差、便溏。

（四）望唇口

【提纲】

1. 望唇

唇者,齿之垣,脾之官也,肌肉之本。

脾开窍于口,其华在唇;黄色小理者脾小,粗理者脾大;撅唇者脾高,唇下纵者脾下;唇坚者脾坚,唇大而不坚者脾脆;唇上下对应者脾端正,唇偏举者脾偏倾。

口唇淡红为正常,深赤者为血热;

唇色深红而干焦者,为热极伤津;

深赤而黯者为热深;

唇色嫩红为阴虚火旺;

淡白者为血虚,淡白而黑者为寒甚;

青而深者主疼痛,青而淡者为寒;

唇红紫者,热也;

唇赤而吐者,胃热也;

唇色赤黑者,胃中热也;

上下唇皆赤者,心热也;

上唇赤下唇白者,心肾不交也;

小儿唇红浓者,脾胃健,易养也;

妇人唇红浓者,冲脉盛,易产也;

唇淡白者,虚也,唇惨白而吐者,胃虚也;

唇白食少喘咳者,脾肺气虚也;

朝食暮吐,乳食不化,四肢逆冷,面唇色白者,寒吐也;

口唇赤肿者内热也;

上唇浓大，下唇细小者，腹胀也；

唇白而肿者，脾阳虚；

唇肿齿焦黑者，脾肾绝也；

唇薄似有笑状者，内痈之危证也；

唇肉缩小，恍似与人笑者，膈间热或腹中痛也；

唇焦者，脾阴虚，下唇焦者，小肠燥热；

小儿生下五六日，口唇撮聚不能吮乳者，脐风；

嘴唇干枯皱裂，是津液已伤，唇失滋润；

唇口糜烂，多由脾胃积热，热邪灼伤；

唇内溃烂，其色淡红，为虚火上炎；

唇边生疮，红肿疼痛，为心脾积热。

2. 望四白

四白者，口唇四际之白色也。

督脉至人中，任脉至承浆，冲脉络唇口，足阳明之脉挟口环唇，手阳明之脉，挟口交于人中。

3. 望口

口以开阖为用，脾之窍，心之外户也。

难经七冲门，谓唇为飞门，齿为户门，以其开阖运动，声音从口出，饮食从口入，四通五达；

张则开而不闭，主虚；噤则闭而难开，主实；

如口闭不语，兼四肢抽搐，多为痉病或惊风，如兼半身不遂者，为中风入脏之重证；

撮则上下有蹙聚之形，为邪正交争，正气衰而邪气胜，常见于小儿脐风或成人破伤风；

僻则左右有缓急之状，为经筋相引，中风之证；

振者寒栗鼓颔，急急摇振，乃阳明之虚；

动者开阖其口，频频运动，为胃气不足之象；

颏落者似张，而颏不能阖，颊车不收，病在阳明之脉；

口啮者似动，而啮不频开，为肾虚，病达胃腑之经；

燥由津液不足；

目瞪口开，两手舒展，若惊怖之状者，大惊卒恐，气血分离；

呼吸张口短气者，肺痿吐沫；

痫病张口摇头马鸣，欲反折者，马痫；

肉热口开舌破，咽塞声嘶者，心脏实证，为阳邪所侵；

口舌生疮者，小肠热；

小儿初生，面青身冷，口噤者，胎寒也；

面青口撮者，痛证；

小儿初生，唇口撮，多啼不能吮乳者，脐风也；

下颏脱落者，谓之落架风，阳明之脉，纵缓不收也；

小儿睡熟啮牙者，腹有虫积或欲出新牙也；

状如感冒风寒，畏风特甚，时作狗声，每欲啮人及衣物，小腹坠
胀，小便难者，癫狗咬伤而毒发，狂犬病；

小儿咬爪甲者，疳病有虫；

小儿流涎不已者，脾气虚；

流涎滞颐，脾阳虚；

口中多涎者，上焦寒；

虚满而咳，善呕沫者，手太阴厥逆；

口糜者，膀胱移热于小肠；

口中生疮，胀满不通者，大肠实热；

口烂蚀龈者,内外不通,脏气相熏所致。

【具体病症】

1. 唇色淡白

唇色淡白,明显浅于正常唇色。

(1)气虚:气主温煦,气又为血之帅,血营运于唇,故色淡白。

唇色淡白而又恶心或呕吐者,胃气虚;

唇色淡白而纳少体倦者,脾气虚;

唇色淡白而喘咳者,肺气虚。

(2)血虚:血乃赤色,血虚不能上荣于唇,故色淡白。

淡而心悸者,心血虚;

淡而面色萎黄纳差者,脾血不足;

淡而月经不调,甚至经闭者,冲任不足;

淡而胁隐作痛、目昏者,肝血不足;

妊娠唇白者,血不足。

(3)虚寒:阳虚生寒,不能温荣于上,可致唇色淡白。

(4)脏气欲绝:唇白且枯,或如枯骨,乃真脏色,是为脏气竭绝,证候险恶,预后不良。

2. 唇色淡红

唇色淡红,较正常红润者浅淡。

(1)血虚:血虚而唇少荣,故其色淡红。

动则心慌者,心血虚;

头晕目昏者,肝血虚。

(2)虚寒:阳虚,阳失温煦,血失营运可致唇色淡红。

(3)气血两虚:气血两虚,不能上荣于口唇,则见唇色淡红,常伴面色萎黄,体倦乏力,唇爪色淡,舌淡苔白等。

3. 唇色黄

唇色黄,常与面目俱黄并见。

(1)湿热:常为全身发黄,唇亦黄而鲜明,多为湿热在脾,常伴见脘痞纳呆,舌苔黄腻。

(2)热瘀:热毒瘀阻,肝失疏泄,亦可致黄疸,全身、唇目皆黄,多伴舌红、心烦、口渴、便秘等。

(3)寒湿:寒凝湿阻,土壅木塞,亦可致黄疸,唇、面苍黄晦暗,脘满纳少,起病缓慢,逐渐加重,舌淡苔白。

4. 唇色红赤

唇色红赤,深于正常色。

(1)内热:唇色红赤,多为内热。

唇赤面咳者,肺热;

唇赤而心烦者,心热;

唇赤而吐者,胃热;

唇赤而口苦、头晕者,肝热;

唇赤而尿浊者,肾热;

唇赤且肿痛者,脾热。

(2)痘疹毒邪:麻疹毒邪上攻,可见唇舌鲜红,痘毒上攻,亦可见唇舌鲜红。

(3)虚热:阴虚生内热,虚火上炎,可致唇色红赤,常伴五心烦热、盗汗、舌红无苔。

(4)煤气中毒:因煤气中毒者,唇如樱桃红色。

(5)热盛:唇深红而干者,是热盛伤津。

（6）热极：肿者，为热极，指热势较重。

（7）热深：深赤而黯者，热深，指热在血液。

5. 唇色紫绀

（1）虚寒：阳虚生寒，血失温运，唇失荣养而瘀滞，故可见紫绀。

紫绀而心悸、脉结代者，心阳虚衰；

紫绀而吐逆或泄泻者，脾阳虚甚；

紫绀而胁之痛者，肝虚寒者；

紫绀而肢冷、腰痛、喘逆者，肾虚寒甚；

紫绀而喘息者，肺虚寒甚。

（2）热深厥冷：热入营血，血热结而壅瘀，每致唇色紫绀而身壮热，热邪郁结于体内导致气血不能正常外达而出现手足厥冷，常见于急性热病。

（3）血瘀：心主血脉，血瘀，营运受阻，可致唇色紫绀，常伴有面颊及指甲紫绀、心悸、喘逆等症。

（4）寒极凝滞：寒邪收引、凝滞，寒邪太甚，血脉收凝，可见唇色紫绀、肢冷、甲青紫。

6. 唇色青黑

（1）寒极：凝滞血脉太甚，可见唇色青、黑，常伴无热畏寒、四肢厥冷、舌质淡紫而润。

（2）热郁：热盛，壅瘀血脉，可致唇色青黑，常伴胸腹灼热、神昏躁扰、手足厥逆、舌绛苔干。

（3）气滞血瘀：气血瘀滞已甚，上映于唇，可见唇色青黑。

（4）脏气欲绝：脏气欲绝，可见唇色青黑。

7. 口唇紧缩，撮口

唇口紧缩窄小，不能开合，不能饮食，更甚者，口唇撮聚，上下有蹙紧之形，不能吮。

（1）风盛：风邪主动，善行而数变，小儿风盛，每致紧眉、撮口。

（2）虚风内动：血虚，筋脉失养不柔，则动风，可见撮口，手足抽搐；或脾气大虚，则肝横逆，亦致动风抽搐、撮口。

8．口噤

口、齿紧闭不开。

（1）风寒痉：风寒之邪乘袭阳明，筋脉挛急，口噤，项背强急，手足抽搐，常伴身热、恶寒、无汗、舌淡苔白。

（2）热极动风：热邪深入，耗伤津液，筋脉失养而拘急。

（3）卒中：卒然中风，口噤，手足不遂，常伴神昏、半身不遂等。

（4）痫病：癫痫、子痫发作，均可见口噤、抽搐等。

（5）阴寒太盛：寒主收引，阴寒太盛，可致口噤。

9．口眼歪斜

（1）风中于络：风邪中于经络，经络不通所致，多见于面神经麻痹。

（2）卒中：猝然昏仆，口眼歪斜，半身不遂，或有神昏等，多见于脑血管意外或风痰阻络，或肝阳化风，或血瘀生风。

（3）热毒伤络：热毒伤于少阳，阳明，可见口眼歪斜，常伴头晕、口苦、面目俱赤等。

10．口张不闭

（1）热盛：内热熏蒸于上，可令病人口张，多伴有面赤、身热、口舌生疮。

（2）肺虚痰阻：张开喘息，吐涎沫。

（3）癫痫：癫痫发作，有口张不闭，痰涎涌出者，伴有神昏、舌红、苔黄。

11. 唇肿

口唇肿起，皮色或赤，或光亮。

（1）热毒：口唇赤肿，多为热毒所致，尤以脾胃毒火为多，常伴口干、舌红、苔黄。

（2）湿热：湿热内蕴于脾，发于上，可致唇肿，常伴纳少、舌红苔腻。

（3）唇风：风邪所伤，口唇发痒，色红且肿，日久破裂，痛如火灼。

（4）脏气欲绝：在疾病危重时，可见唇肿，多为脏气欲绝，伴神衰、脉微弱。

12. 唇翻

唇反卷不能掩齿。

（1）阳衰：久病危重之人，唇翻、神衰不语、四肢厥冷、脉微欲绝，此为阳虚，尤以脾肾阳虚多见。

（2）阴竭：久病、重病之人，唇卷而舌赤无苔者，此为阴竭，多肾、肝阴竭，常伴有躁扰神昏、身瘦皮皱等。

13. 唇下纵

唇垂下而不能收。

（1）中气下陷：脾主肌肉，开窍于口，脾虚气陷，上升不及，肌肉无力，则唇下纵，常伴身倦乏力、舌淡苔白。

（2）脾肾阳虚：久泻、久痢之人，脾肾阳衰，肌肉失于温养，面唇下纵，甚或萎纵，常伴有肢冷畏寒、纳少腰酸、舌淡苔白等症。

14. 唇颤

口唇颤动不能自禁。

（1）脾虚：脾虚不能收摄可致唇颤，唇色淡，面色淡白，舌淡嫩，苔白。

（2）血虚风燥：可见唇颤，色淡白，面色萎黄，爪甲色苍白。

15. 口多清水

口中不时流出较多清水。

（1）胃寒：口吐清水较多，遇寒冷尤甚，手足不温，畏寒。

（2）肝气犯胃：口吐酸水较多，脘腹不适或胀痛。

（3）虫症：口中频吐清涎，胃部痛如心绞，时作时止，白睛内有黑灰色斑点。

16. 口角流涎

从口角流较多稀涎或黏涎。

（1）脾虚：口角流涎较多，不能自制，遇寒更甚，多为脾虚，常见于小儿。

（2）肺虚寒：胸阳不足，寒冷犯肺，可见口中多涎，从口角流出，常伴面色㿠白、微咳、吐沫、舌淡苔白。

（3）脾热：热伤于脾，脾不能摄，亦可致口角流涎，脾热者除了口角流涎外，多伴唇红、舌赤，甚则口舌生疮。

17. 口唇干裂

口唇干裂，甚则裂口。

（1）里热盛：可见唇赤干裂、焦裂或干裂而口渴喜饮者，多属肺胃热盛。

若唇干裂而口不甚渴，其热在脾，或大肠燥热使然；

若唇干裂，口干不多饮，舌绛者，热伏营血；

若唇干裂，苔黄厚者，常嗳气，食积生热使然。

（2）阴虚化燥：常见咽干口燥，鼻干，口唇艳赤干裂，舌红少苔。

（3）血瘀：口唇干裂，唇色偏黯，口干但欲漱水不欲咽，舌有瘀点或紫斑。

（4）虚寒：唇若干焦，但不渴饮，舌亦不赤而淡，虚寒使然，常伴畏寒肢冷、体倦神疲等。

18. 唇皮剥脱

唇皮剥脱，鲜赤，甚则裂、肿，多见于下唇。

（1）脾热：思虑过度，蕴热于脾，口干唇燥，裂无色，多伴有心烦、舌红苔黄。

（2）阴虚：肺肾阴虚生燥，亦可致唇皮剥脱，色赤，口干咽燥，五心烦热，舌红无苔。

19. 口糜

口腔内局部糜腐，色白，形如苔藓，严重者，蔓延满口，连及咽喉，拭去白膜色红刺痛。

（1）里热盛：里热上熏于口，可致口糜，多伴有心烦、舌赤、苔黄。

（2）阴虚火炎：阴虚生内热，火炎于上，可致口糜，常伴舌红干、无苔。

（3）脾有湿热：脾有湿热内蕴，上蒸胃口，可致口糜，常伴纳食不香、舌红苔腻。

（五）望人中

【提纲】

人中主膀胱、子处,膀胱者,州都之官,水道出焉;子处,就是生殖系统。不光是指女性生殖系统的变化,男性生殖系统的变化也能看出来。

女性人中很深,子宫多后屈;

女性人中浅,子宫多前倾;

女性人中宽,多见子宫肌瘤;

女性人中很长,如果长于同身寸,多子宫下垂;

女性人中短于同身寸,是幼稚型子宫;

男性人中短者往往是肾精不足的表现。

【具体病症】

1. 人中平

（1）肾虚:多为生殖系统能力较差,容易出现腰酸肢冷、神疲乏力、阳痿早泄及女子久带、不孕等。

（2）风热:多为喉肿,肩颈僵硬,可伴头痛,舌边尖红,苔薄白等。

（3）湿热:多见于阴囊湿痒、淋病、皮疹等,常伴有舌红苔腻。

（4）胃病:"病人鼻下平者,胃病也",常伴口苦、恶心、舌红苔黄等。

2. 人中满唇反

（1）气虚血瘀:多为腹腔循环功能较弱,常伴腹胀或肿,神疲乏力,心慌,舌质暗等。

（2）脏气亏虚:多为脏腑功能不良,常伴神疲乏力、心慌、纳差、面色无华、舌淡苔白等。

（3）瘀斑：人中满唇反，可见于腹腔恶性病，如肿瘤等，常伴有消瘦、舌暗。

（4）脏气绝："足太阴气绝，则脉不荣肌肉，舌萎，人中满，人中满则唇反，肉死也"。

3. 人中色白

（1）里寒：人中色白可见于里寒证，多为腹胀及肩、背、腰痛等。

（2）虚实夹杂：胃有湿热，大肠虚寒，除有人中色白外，多伴有右上唇暗红，见于脘痞、纳差、腹胀，舌淡苔黄或腻。

（3）气虚：气虚人中白者，多见于崩漏，伴有面色萎黄、神疲乏力、舌淡苔白等。

4. 人中微赤

（1）血热：血热人中微赤，多见于血热崩漏，经量较多、色赤，伴有心烦喜饮、舌红苔黄。

（2）风热：风热而见人中微赤，多为风热发痈，可伴有头痛、寒热等。

5. 人中色青

（1）寒盛：多见于脘腹冷痛与痛经。

（2）脏气欲绝：脏气衰微可见人中色青，多见于下利、吐泻之人，四肢厥冷，脉微。

6. 人中色黑

（1）下焦湿热：见于睾丸炎、前列腺炎等病变，且多疼痛发作。

（2）热盛：温病热盛入深，可致人中色黑，常伴面垢、口干唇燥，舌红苔干。

（3）脏气欲绝："凡中风，鼻下赤黑相兼，吐沫而神直者，七日死"，常伴四厥、神衰、脉细微。

（六）望口盖

望口盖是中医望诊的组成部分，对于小儿尤为重要，人体气血之盛衰的变化都可以反映到口盖，即上腭的变化。

【分区】

上腭系指口腔内上部软腭与硬腭部分。上腭可分腭前、腭后、中柱、分线、臼齿等五个部分

腭前：位于前部，臼齿后部。

腭后：位于上腭后部靠近咽喉处。

中柱：指上腭中间从前至后的一条线。

分线：位于上腭中柱前端分线外。

臼齿：位于上腭两边臼齿处。

腭前代表肺，分线代表脾胃，中柱代表心、肺。腭后代表肝、胃，臼齿代表肾。

【提纲】

正常人上腭为粉红色而有光泽。

上腭白，如蒙乳皮状者，多为脾胃虚弱；

上腭淡白色者，为贫血、气血双亏；

上腭黄者，主脾胃，深黄为实，浅黄为虚；

上腭红紫者，多为实热证；

上腭深紫者，为瘀血、出血、血分有热；

【具体症病】

1. 腹泻

里实热表现为腭前、腭后均可见深红色，二臼齿处黄、红色，中

柱淡白。

里虚寒表现为腭前、腭后均为粉红色,二臼齿处乳白,中柱乳中。

2. 疫痢

腭前、腭后均为红色,中柱及分线为淡黄色,臼齿处为浅红色或干黄色;

热毒在里,故腭前、腭后均为红色,常伴有高热,里急后重等症。

3. 外感风热

腭前为红色,分线左右为橘黄色,二分线突出,臼齿处红色;

风热伤肺则腭前为红色,内有停滞,故臼齿处为红色,分线左右为橘黄色。

4. 血热

上腭分线为黑紫色,中柱两旁呈深紫色,腭前臼齿均为紫色;

血热及出血严重所致,可伴有紫癜、便血或衄血、身热、烦躁等。

5. 遗尿症

上腭及中柱均为正常色或略黄,唯中柱两旁有2~4个针尖大小之小孔,多则有6~8个孔,多为肝热,脾胃虚及肝肾不足。

6. 胸痹心痛(血瘀)

上腭深紫色。

血瘀心络,故见上腭深紫,常伴有胸闷憋气,心痛彻背,反复发作。

（七）望齿

【提纲】

齿者，口中之骨，主啮。男子八月生齿，女子七月生齿；齿者，骨之所终也，经言丈夫八岁齿更，三八真牙生，七八齿槁，女子七岁齿更，三七真牙生，七七齿槁，齿为肾之标，骨之余也。

牙齿润泽，是津液未伤，牙齿干燥，是胃津不足；

齿燥如石，是胃肠热极，津液大伤；

齿燥如枯骨，是肾精枯竭，不能上荣于齿的表现；

牙齿松动稀疏，齿根外露，多属肾虚或虚火上炎；

病中咬牙啮齿是肝风内动之征；

睡中啮齿，多为胃热或虫积；

牙齿有洞腐臭，多为龋齿，又称"虫牙"，多为胃肠积热。

【具体病症】

1. 牙齿白燥

牙齿白而干燥无津。

（1）**热耗津液**：正常牙齿白坚而润，是骨坚津充，因于热伤津液，齿虽白而燥无津，可伴身热、汗出、口干等。

（2）**伤暑**："口开，前板齿燥者，伤暑也"，多伴有心烦口渴、尿黄、身热等症。

（3）**胃热盛**：齿若光燥如石者，胃热甚也，多伴便秘、口苦、舌红苔黄。

2. 牙如枯骨

牙齿白而枯燥，毫无光泽，有如枯骨。

（1）**血虚**：多伴有面色萎黄，唇爪色淡，舌淡白。

（2）肾热：常伴有骨蒸盗汗、五心烦热、咽干口燥等。

（3）精气将竭。

3. 牙齿黄燥

牙齿黄而干燥无津。

（1）肾中风：常伴有半身手足不遂、语言不利等。

（2）肾虚：肾主骨，齿为骨之余，肾虚则齿为之变，常伴有五心烦热、口燥咽干、舌红少苔等。

（3）湿热：湿热熏蒸，可致黄疸，齿垢黄，面目爪甲黄，伴舌红苔黄、尿黄赤。

（4）冷积：多伴有脘胀、大便不爽等。

4. 牙齿灰黑

（1）肾虚骨蒸："齿黑腰痛，足逆冷者，骨蒸也"，可伴有盗汗、身瘦、舌红、少苔等。

（2）脏气衰竭：脏气衰竭，齿失充养而变黑枯，可伴见舌绛紫、苔干黑等。

5. 齿垢

齿上及齿龈结合部位污垢较多，甚则厚如糕样。

（1）胃热津伤："若齿垢如灰糕样者，胃气无权，津亡，湿浊用多，多死"，可伴咽干口燥、烦渴、舌红苔少。

（2）肾热胃劫：多伴有腰痛、尿赤、口干、苔黄等症。

（3）少阴厥微：常伴有身体羸瘦、神衰不语等。

6. 咬齿

神昏时咬齿，或睡眠时咬齿，可听到牙齿的摩擦声。

（1）痉病：风邪侵袭，或热盛动风之痉病，可见咬牙啮齿，角弓

望诊

反张,手足抽搐,常伴身热、舌红苔黄。

(2)癫痫:痰火上扰清空,可致癫痫发作,面见抽搐、咬牙啮齿、两目上吊等。

(3)慢脾风:土虚木乘,脾虚肝横,虚风内作,可致慢脾风,可见手足抽搐、口噤咬齿、身无热、面色萎黄。

(4)虫病:小儿夜睡中咬牙,醒则安然,多有虫病,常伴身瘦、偏嗜等。

7. 齿动稀疏

牙齿缺稀,触之活动者。

(1)肾虚:小儿肾气未充,齿迟而疏,虚之太甚,齿不坚而松动,早落。老年人肾气大亏,故齿疏、松动者多见。成人亦有肾虚而牙脱落,牙齿稀疏,常伴腰酸腿软、耳鸣等。

(2)虚寒上升:脾虚不运,升降失司,可致阴火上炎,常使牙齿松动而痛,久而脱落变疏。多伴有纳差、面色无华等症;亦有肾阴亏虚,水火失济,虚火上升,以致牙动,久而脱落稀疏,多伴有五心烦热、口干咽燥、舌红少苔。

8. 龋齿

初起齿表釉质剥脱,渐变色,由黄转黑,牙齿暴露而可见破坏、缺损及空洞。

(1)湿热:长期脾胃湿热,上泛口腔,易于生虫,损蚀牙齿,常伴舌红苔厚等。

(2)脾虚失养:脾胃运化不足,齿失充养,久则易被损害,常伴有脘胀、纳差、体倦等症。

(3)肾虚:齿为骨之余、肾之主。肾虚则骨失养,齿失充而不坚,久则损坏,常伴有腰膝酸软、耳鸣等症。

9．牙齿畸形

牙齿不整齐,牙床因病而后缩或前突等畸形。

（1）血虚:牙齿畸形,面色萎黄,唇、甲、舌淡,心慌气短,乏力等。

（2）气血俱虚:牙齿畸形,面色无华,神疲乏力,纳少,心悸健忘,舌淡苔白。

（3）肝肾阴虚:牙齿畸形,伴有头晕、耳鸣、腰酸、胁痛、心烦易急、舌红少苔。

（八）望龈

【提纲】

龈红而润泽为正常。

如龈色淡白,是血虚不荣;

红肿或兼出血多属胃火上炎;

龈微红,微肿而不痛,或兼齿缝出血者,多属肾阴不足,虚火上炎;

龈色淡白而不肿痛,齿缝出血者,为脾虚不能摄血;

牙龈腐烂,流腐臭血水者,是牙疳病。

【具体病症】

1．牙龈淡白

齿龈色淡白。

（1）血虚:赤者,血之色,血虚不能上濡于龈,故其色淡白,常有唇、甲色淡及面色萎黄等症。

（2）气虚:气,特别是脾气虚,失于运化,故龈淡白,常伴面色淡白无华、神疲体倦等。

（3）虚寒：阳虚生内寒，肌肉不得温煦，亦可见牙龈淡白，常伴有形寒畏冷、手足不温、舌淡苔白。

2. 齿龈红肿

牙龈局部及多处红肿。

（1）实火上炎：赤为热，实为肿，实火循经上犯于口，可见齿龈红肿，多伴有热痛、口渴、舌红等症。

（2）虚实夹杂：阴虚火旺，盛火伤阴，均可出现齿龈红肿，伴有疼痛、口渴喜饮等。

（3）虚热：阴虚生内热，虚火上炎，亦可见齿龈红肿，久而不愈，多伴有手足心热等症。

3. 齿龈紫黑

部分或多处牙龈颜色紫黑。

（1）热深入血：温病疫疠，热毒深入营血，血热则不结，热壅血瘀，则可见齿龈紫黑而干，常伴有身热、烦躁、舌绛等症。

（2）血瘀：杂病血瘀，甚则龈黑唇紫，常伴心悸、息促、舌暗或有瘀斑。

（3）中毒：铅中毒、溴中毒、碘中毒等。

4. 齿龈溃脓

齿龈局部或广泛红肿、溃烂、流脓，甚则流血。

（1）风热：风邪易伤阳位，热邪易于上炎，故可致齿龈肿痛，甚则腐肉溃脓。常伴有头痛、口苦、舌红、苔黄等症。

（2）胃热：胃热盛，则循经上炎于口，可致齿龈痛肿，甚则溃脓，常伴有发热、口臭、便秘、苔黄等。

（3）正虚邪恋：溃脓久不愈，疮口不收，邪气未去，气血已虚，常伴神疲乏力、舌淡红、苔白、脉细弱。

5. 齿龈蓝线

齿龈或近龈牙齿上有灰色或蓝色的色素沉着，其形如线多为铅中毒，或银汞合金损害。

6. 齿缝出血

齿缝血丝鲜红，甚者染齿。

（1）胃强实热：龈为胃之络。胃火循经上炎，热盛动血，可致齿缝出血，其色鲜红，出血较多，常伴有口臭、舌红苔黄。

（2）心肝火盛：杂病五志化火，心肝火旺，亦可致齿龈出血，常伴随有心烦易怒、口苦耳鸣等症。

（3）阴虚火炎：肝肾阴虚，水不济火，则火上炎，以致牙龈出血，从齿缝渗出，常伴舌红少苔。

7. 龈间胬肉

龈间长出大小不一的胬肉。

（1）脏腑实热：脏腑实热，上炎于口，久则可致龈间胬肉，其色红赤，常伴口苦、口臭、便秘、舌红等。

（2）虚实夹杂：肾阴已虚，实火上炎，亦易生龈间胬肉，久不能愈，色红不甚，常伴有腰酸、胫软、头晕、耳鸣、五心烦热、舌红苔黄。

8. 牙床糜烂

牙龈边缘腐烂，色灰白，随即变黑，流出紫色血水，甚则腮肿、唇烂及至鼻梁塌陷。

（1）风热牙疳：多由胃经蕴热与外感风邪相搏而成。发病迅速，寒热二三天后即牙龈腐烂、出血，多伴有口臭、舌红苔黄。

（2）毒火上燔：毒火上燔，腮唇红肿，继则黑腐，鼻翼、口唇周围青褐，甚则龈烂齿落，鼻梁塌陷。

（3）虚实夹杂：牙床腐烂经久不愈，以致牙龈显露，时流脓水。

（九）望咽喉

夫咽喉者，左为咽，右为喉，咽属胃，喉属肺，乃一身之总要，百节之关防，呼吸出入之所也。

咽喉红肿而痛，多属肺胃积热；

红肿而溃烂，有黄白腐点是热毒深极；

若鲜红娇嫩，肿痛不甚者，是阴虚火旺；

咽部两侧红肿突起如乳突，称乳蛾，是肺胃热盛，外感风邪凝结而成；

咽间有灰白色假膜，擦之不去，重擦出血，随即复生者，是白喉，因其有传染性，故又称"疫喉"；

漫肿而痰多者，风也；

紫色不肿而烂者，伏寒也；

热证喝水不甚痛，吃饭则痛；

寒证喝水痛，吃饭不甚痛；

热证不思食，亦不能食；

寒证能食，而不甚思食。

第五章 望躯体

躯体部的望诊包括颈项、胸、腹、腰、背及前后二阴的诊察。

一、望颈项部

【提纲】

颈项是连接头部和躯干的部分,其前部称为颈,任脉行于正中,而统诸阴,后部称为项,督脉行于后之正中,而统诸阳。手足三阳经并行两侧。颈项部的望诊,应注意外形和动态变化。

颈前颌下结喉之处,有肿物和瘤,可随吞咽移动,皮色不变也不疼痛,缠绵难消,且不溃破,为颈瘿,俗称"大脖子";

颈侧颌下,肿块如垒,累累如串珠,皮色不变,初觉疼痛,谓之瘰疬;

颈项软弱无力,谓之项软,多属肾精不足,发育迟缓;

后项强直,前俯及左右转动困难者,称为项强,多属寒邪凝滞筋脉所致;

如睡醒之后,项强不便,称为落枕,属受风着凉筋脉痉挛所致;

颈项强直、角弓反张,多为肝风内动。

【具体病症】

1. 颈项长

颈项明显长于一般人,多伴有巨大体型。

多见于阳气偏盛的体质。

2. 颈项短

颈项显著短于常人,并多伴有身体矮小或脊柱骨畸形。

(1)禀赋不足、脾肾亏虚:颈项奇短,身高奇矮,或佝偻,面色无华,身倦乏力,畏寒肢冷等。

(2)气血亏虚:颈项短,身形矮小,面色萎黄,唇、甲色淡,心慌气短,舌淡白。

(3)阴虚生热:颈项变短,脊椎弯曲,躯干变短,伴有盗汗,低热,乏力,舌红少苔。

3. 项强

颈项强直,不能仰俯及左右转动,逐渐连背部强直,甚则角弓反张。

(1)太阳中风:可见颈项强直、恶风,或寒热无汗,或有汗,脉弦紧。

(2)痉病:津血耗损,邪气阻滞,筋脉失其濡养,而致项强。

(3)破伤风:因有破伤,风毒乘入,而致项背强直、四肢频繁抽搐。

(4)湿滞经络:"诸暴强直,皆属于湿",湿邪壅滞经络,筋脉失其濡润则项强,多有肢体疼痛。

(5)阴血亏虚:可见项强,多伴有头晕、耳鸣、健忘、烦躁易怒等。

4. 颈软

小儿或成人颈部不能挺直,呈软弱无力状态。

(1)气血大亏:小儿先天不足,后天失养,气血大虚,而有颈软。

常伴有腿软、腰软等；或因年老，气血大衰，督脉空虚，而颈失濡养，亦可致此病症。

（2）阳气衰惫：久病颈软，多属督脉失用，阳气衰惫，常伴目昏、耳鸣、腰酸软等。

5. 颈肿

颈部甲状腺肿大或淋巴结肿大等。

多因痰凝气滞所致。

6. 颈斜

头向一侧斜倾，伴随斜肩、脊柱侧弯。

寒邪凝滞或气血不足导致的颈部筋脉失养所致。

7. 颈粗

颈前喉结旁粗于常人，系逐渐变粗或有肿块，甚则肿大如瘿瘤，亦有颈前偏侧粗大。

（1）气郁痰阻：颈前正中肿大，质软，边缘不清，弥漫对称，肿块光滑柔软，常伴颈胀不痛、胸闷、胁肋窜痛等。

（2）痰结血瘀：颈前肿块按之较硬或有结节，可随吞咽上下活动，肿块经久不消，常伴胸闷、苔白厚、脉弦。

（3）心肝阴虚：瘿肿或大或小，质软，常伴心悸、少寐、舌红少苔等。

（4）肝火盛：颈前肿硬，常伴易怒、口苦、舌红苔黄等。

8. 颈细

颈部细于常人，伴身形消瘦。

（1）气血大亏：小儿禀赋不足及年老体衰，或久病虚羸者，可见颈细、羸瘦。

（2）阴虚久消：消渴之病，日月累消，形羸颈细，大肉已脱，常伴有精神不振、舌红少苔等。

（3）癥瘕噎膈：腹内癥瘕已久，或噎膈不食，内实形瘦，全身肉消，颈细。

9. 颈动脉动悸

颈部喉结两旁之颈动脉有明显搏动，多与怔忡并见。

（1）水气凌心：阴水太盛而乘阳位，心阳被迫，而奋力抵抗，故使颈动脉搏动，常伴全身水肿。

（2）痰阻气闭：哮喘，痰阻气闭，张开抬肩，呼吸困难，而心动悸，可见颈脉跳动。

10. 颈淋巴结肿大

颈部淋巴结处肿大，皮色不变，触之光滑而痛。

（1）毒热郁结：多由头颈部感染所致，肿大之淋巴结光滑，触痛。

（2）毒热瘀结：多由口腔、鼻咽部等肿瘤转移而来，淋巴结肿大迅速，进展快。

11. 瘰疬

颈部结核连线成串，累累如贯珠，大小不等，表面光滑。

（1）风毒：风毒与痰湿搏结于颈项，可致结核，表浅，皮色不变，或有寒热，舌红苔白。

（2）肝郁：肿块易发于颈侧，结核大小不定，皮色如常，不痛，常伴胸闷、胁痛、口苦、纳差。

（3）肝火：结核易发于颈侧少阳部位，局部多红肿疼痛，核大而坚，粘连成块，常伴有心烦喜呕、头痛、易急等。

二、望胸部

隔膜以上、锁骨以下的躯干部谓之胸，望胸部要注意外形变化。

正常人胸部外形两侧对称，呼吸时活动自如。

小儿胸廓向前向外突起，变成畸形，称为鸡胸，多因先天不足，后天失调，骨骼失于充养；

胸似桶状，咳喘、羸瘦者，是风邪痰热，壅滞肺气所致；

肋间饱胀，咳则引痛，常见于饮停胸胁之悬饮证；

肋部硬块突起，连如串珠，是佝偻病，因肾精不足，骨质不坚，骨软变形；

乳房局部红肿，甚至溃破流脓的，是乳痈，多因肝失疏泄，乳汁不畅，乳络壅滞而成。

三、望背部

由项至腰的躯干后部称为背，望背部主要观察其形态变化。

夫背者，胸中之府，其中行乃督脉之所行，其第二行挟脊各一寸半，第三行挟脊各三寸者，太阳之所行也。

肿起者，邪气实，陷下者，正气虚；

背高如龟曰龟背，常因肾精不足，脊骨软而外突所致；

脊骨如锯曰脊疳，常因肾精不足，脊骨未充，瘦如锯齿状；

脊、项强紧者，多属太阳受寒，经络阻滞不通所致；

脊椎侧弯者多是肾精不足，左侧弯曲为肾阳虚，右侧弯曲为肾阴不足。亦可因为长期坐姿不正导致；

斜颈者为倾斜的一侧筋脉失养，痉挛变短导致；

脊椎强直不能转侧,多是肾精不足、督脉空虚、风寒湿邪乘虚而入所致;

头项强直,腰背向前弯曲,反折如弓状者,称为角弓反张,常见于破伤风或痉病,肌肉筋脉失养所致;

痈、疽、疮、毒,生于脊背部位的统称发背,多因火毒凝滞肌腠而成。

四、望腰部

季肋以下、髂嵴以上的躯干后部谓之腰,腰为肾之府。

腰部疼痛,转侧不利者,称为腰部拘急,可因寒湿外侵、经气不畅或外伤闪挫、血脉凝滞所致;

腰部皮肤生有水疱,如带状簇生,累累如珠的,叫缠腰火丹,多由肝胆湿热所致;

腰膝酸软、双手叉腰者多是肾虚;

腰疼,夜间为重,活动后减轻多属血瘀;

腰疼,活动劳累后加重多是劳损或肾虚;

腰酸痛,不分昼夜为肾虚。

【具体病症】(胸、背、腰)

1. 桶状胸

胸的前后径和左右径均增大,尤以前后径增大突出,以致与左右径相似,使胸廓呈圆桶状,致使肩高颈短,锁骨上下展平,肋间隙加宽。

(1)脾肺气虚:呈桶状胸,咳逆上气,夜重日轻,痰黏色白,饭后腹胀,颅面虚浮,乏力,少气自汗,舌淡胖多齿痕,苔白。

(2)肾阳虚:桶状胸已久,咳逆久远,甚则喘息抬肩,有少许白痰,伴畏寒、腰酸腿软、手足不温。

（3）阴阳俱虚：桶状胸已久,咳逆上气,盗汗唇干。伴有潮热,五心烦热,腰酸腿软等症。

（4）肺肾阴虚：咳逆已久,桶状胸明显,多为干咳无痰或少痰,不易咳出,口干。伴腰酸肢软、五心烦热、潮热盗汗等。

2. 扁平胸

胸廓的前后径比左右径小得多,呈扁平形,颈部细长,锁骨突出,锁骨上下凹陷。

（1）禀赋不足：先天禀赋不足,身瘦弱,扁平胸,常见于小儿伴五迟者。

（2）肺痨,气阴俱损：咳逆、痰中带血,自汗盗汗,身瘦,扁平胸,颧红潮热,常伴神疲乏力、气短声低等。

3. 鸡胸

胸廓外突畸形,胸骨的下部尤为突出,胸骨的前后径增大,左右径缩小,肋骨与软骨的连接处变厚增大。

（1）先天后天不足：小儿先天禀赋不足,后天失养,以致鸡胸,形体消瘦。

（2）痰热壅肺：畸形之人,形体有虚,邪气乘虚而入,每致痰热壅肺。

4. 一侧凹陷胸

一侧胸壁内陷而扁平,另一侧膨隆,多伴有呼吸不利。

（1）肺痨：一侧胸部凹陷,伴咳逆气短、身瘦、乏力、自汗盗汗。

（2）痰饮阻塞：一侧凹陷胸,另一侧膨隆、憋气、胸闷痛。胁下支满痛,咳痰涎,舌淡嫩,苔白滑或腻。

（3）血水壅瘀：一侧胸凹陷，憋气，咳痰血，身羸面晦，舌有瘀点或瘀斑。

5．一侧隆起胸

（1）心虚夹瘀：心主血脉，心气大虚，血脉瘀阻，可见心前区局限性膨隆，伴心悸怔忡、口唇紫绀等。

（2）痰水瘀壅：心前区逐渐隆起，心悸，喘息，浮肿，舌暗或有瘀斑。

（3）肝郁气滞：多见于乳房外上方、腋下或腋前线隆起，状如脂肪团，经前、妊娠、哺乳期尤为明显，可伴精神抑郁。

6．驼背

胸椎凸起呈圆形弧状，形如驼峰，故称驼背。

（1）禀赋不足、筋骨不健：肾主骨，肝主筋，禀赋不足，肝肾亏虚，筋骨不健，以致佝偻，常伴肢体消瘦、乏力及五迟等症。

（2）脾胃不足，气血亏虚：小儿脾胃不足，生化不及，久则气血大亏，以致身瘦，佝偻，面色无华，纳差等。

（3）邪气痹阻：风寒湿邪阻闭，筋骨肌肉血气凝滞不畅，犯于督脉则脊柱弯曲驼背，伴有疼痛，乃至影响肢体活动。

（4）骨痨：肝肾阴虚，痨虫入于脊骨，乃至驼背，常伴有脊椎被蚀或脓疡不愈。

7．脊椎囊肿

背部中线上有圆形囊性肿物，其上皮面有撮毛、小窝、痣，皮肤见有色素斑或皮下脂肪过厚，触之肿物柔软，有的可见下肢瘫痪萎缩、二便失禁等。此属于肾精不足，痰湿阻滞。

8. 一侧腰部红肿

一侧腰部红肿，伴疼痛，下肢呈屈曲位，伸直则疼痛、发热等。

（1）湿毒壅瘀：热毒与湿邪侵入肾与膀胱，壅瘀热腐而致，除腰部一侧红肿外，常有发热、恶寒、呕恶、尿频、尿急、尿痛等症。

（2）虚实夹杂：湿毒侵入下焦，邪气未除，不仅可见一侧腰部红肿，并伴低热、尿急、尿频、尿痛、心烦口干、舌红少苔。

五、望乳腺

乳房与经络的关系密切，足阳明胃经行贯乳中；足太阴脾经，络胃上膈，布于胸中；足厥阴肝经上膈，布胸胁绕乳头而行；足少阴肾经，上贯肝膈而与乳连。冲任两脉起于胞中，任脉循腹里，上关元至胸中；冲脉夹脐上行，至胸中而散。故有称"男子乳头属肝，乳房属肾；女子乳头属肝，乳房属胃"，所以乳房疾病与肝、胃、肾经及冲任两脉有密切联系。

女人属阴，阴极则必自下而上冲，故乳房大而阴户缩也；

脾胃冲任强则妇人乳头朝上，生子易养；脾胃冲任弱则乳头朝下，生子难养；

脾胃冲任盛则乳大子多，脾胃冲任衰则乳小子少；

白小低偏者，子息难，黑大坚硬者，子息好；

男胎则左乳先胀硬，女胎则右乳先胀硬；

妇人受孕，其乳当转黑；

小儿脐风，其乳当结核；

妇人乳中坚硬，不红不痛者，乳岩也；

乳中肿胀，色红且痛者，乳痈也，痈者壅也，疽者阻也。六腑有所壅，则为痈，五脏有所阻，则为岩也。

【具体病症】

1. 乳房一侧胀大

（1）热毒壅阻乳络：胃热壅盛，肝气郁结，循经壅阻乳络，营气不从，而致本病，乳房一侧胀大，舌红，伴疼痛。

（2）肝郁痰结：肝脾郁结，痰结乳络，渐成结核，以使一侧乳房胀大，可见疼痛，但皮色如常，触之肿块光滑，边界清楚。

（3）气血俱衰，痰结血瘀：可见一侧乳房胀大，皮色暗，触之坚硬，形体消瘦，面色无华。

2. 未婚泌乳

（1）气血大亏：气血大亏，气不摄液可致泌乳，伴有面色萎黄，神疲乏力、唇爪色淡等症。

（2）脾肾阳虚：泌乳伴月经过多、腰膝酸软、畏寒肢冷等。

（3）肝郁气滞：泌乳伴胁痛、乳胀、易怒等症。

（4）痰湿淤滞：痰湿淤滞导致血瘀化热、痰瘀互结，产生浊热循经上升而致。

3. 乳房溢血

乳房血水溢出，触之可有肿物。

（1）毒热壅瘀：毒热壅瘀乳络，血液旁流，而致溢血，常伴乳胀，触有肿块，舌质暗红苔黄。

（2）肝郁痰结：乳房溢血，伴乳房肿块胀痛、心烦易怒、头晕目眩等。

（3）肝肾精血亏虚：乳房溢血，触之硬块疼痛，头晕耳鸣，五心烦热，消瘦盗汗，舌暗红无苔。

4. 男性乳房发育

男子乳房呈女性乳房样,或是两侧不对称增大,或是单侧增大。

(1)先天禀赋异常:由于先天禀赋异常,出生可见阴茎较正常人为小、萎缩、尿道下裂,甚则隐睾,而乳腺发育快,俗称阴阳人。

(2)肝郁血瘀:男乳发育女性化,伴胁胀痛、纳差、易怒、舌有瘀色、苔白。

(3)下焦湿热:男乳女性化,乳房发育增大,伴尿频、尿急,小便黄赤。

(4)痰湿淤滞:痰湿淤滞于体内致使浊气不降所致。

5. 乳头下陷

乳头皮肤下有一浅凹,形如脐眼或小酒窝。

(1)痰气凝结:肝失疏泄,脾失健运,凝结成痰,阻滞乳络而结成块,可有乳头下陷,常伴胸闷不舒、胁肋胀痛等。

(2)毒血壅瘀:毒血壅瘀乳房,可见乳房肿大、乳头下陷,伴胀痛,舌有瘀斑、苔黄。

6. 脊柱侧弯

立位或正坐位可见脊柱不垂直,胸椎或腰椎向一侧弯曲,兼见双肩倾斜,两侧胸廓不对称。

(1)禀赋不足,髓海空虚:先天禀赋不足后天失养,以致髓海空虚,脊椎侧弯,常伴肌肉萎缩、肌肤不仁、乏力等。

(2)肾虚夹瘀:肝肾不足,复加外伤,而致腰痛,甚则掣引下肢,脊椎侧弯。

(3)风寒湿痹:肝肾不足,风寒湿邪乘虚而入,可致脊背疼痛,久而不愈,亦可见脊柱侧弯,每于劳累后或遇阴冷天尤重。

六、望腹部

隔膜以下骨盆以上的躯干是腹部。

脐在腹中,胃居脐上,肠居脐下,腹中线为任脉循行,向外依次为足少阴、足阳明、足厥阴、足太阴,少阳行于两侧,太阳则行于背部。

分属脏腑:

如胸膈之上,心肺之部也,胁肋之间,肝胆之部也,脐上属胃,脐下属肠。

大腹属太阴,脐腹属少阴,少腹属厥阴。

腹大支满属胃;

胁下胀痛、善太息、口苦者属胆;

腹气满、少腹尤坚者属三焦;

少腹偏肿而痛者属膀胱;

少腹胀、引腰而痛者属小肠;

肠鸣而痛、飧泄不化者属大肠;

喘而两胁满者为肺;

腹满引腰背者为肾;

胁下满而痛、引小腹者为肝;

小腹满大、上走胃至心者足厥阴;

腹满、大便不利、上走胸者足少阴;

厥而腹满、响响然者足太阴;

脏病为积,腑病为聚,积终不移,聚则转移;

皮浓色苍者,皆属气;

皮薄色泽者，皆属水；

肿起者为实，陷下者为虚；

腹肿胀者，病气有余，腹消减者，形气不足；

腹满按之痛者，为实，按之不痛者，为虚；

腹满时减，复如故者，为寒；

腹满不减，且燥实者，为热；

从上肿下者，属气，其邪在外；

从下肿上者，属水，其邪在内；

如囊裹水之状，为水胀；

肿聚往来上下，为蛔胀；

弹之而声空者，是气；

弹之而声实者，是水；

妇人腹皮宽大者，子多，紧急者，子少；

妊娠腹形如箕者，是男；

妊娠腹形如釜者，是女；

男胎腹硬，女胎腹软；

如覆杯者则男，如肘头参差起者则女。

七、望脐

脐之为言，齐也，当两肾之中，前有神阙，后有命门，而上下齐也，脐者，人之命蒂也，胎中之息在脐，以脐内为子宫，冲任之属也，任脉循脐而上，冲脉侠脐而行，母血通于儿脐。

1. 脐部色诊

脐部色诊，主要观察脐部色泽的变化来判断机体内脏的病理变化。一般脐部的色泽改变，多提示内脏寒热的变化。

（1）白脐：色白无光泽，反映肺气虚、心阳不足、血虚。

（2）赤脐：色红赤，甚至有疮疖，表示心火重、热毒内蕴，或心火下移小肠，热积腹中内应于脾，或腑气不通，阳明热毒内蕴、毒溢于脐。

（3）黑脐：色黑为肾阳衰微、命火败绝，亦为暴病将卒的恶兆和久病生机将绝之征，临症险恶。

（4）黄脐：色发黄，并有油性分泌物渗出，发痒，为湿热蕴积脾胃或肝胆湿热之兆，常因感受湿热外邪或过食肥甘酒肉，内生湿热所致。

（5）青脐：色发青或青蓝，为内有寒积、水饮或风寒内伏中州，常与腹皮寒冷、拘急板滞并见。

（6）脐色紫：脐色发紫，色泽晦枯，或见瘀斑，为内有瘀积之色。腹腔癥积和盆腔肿瘤亦可应于脐，重者可见脐腹肌肤甲错、干燥如鱼鳞，腹内可触及包块，腹皮拘急拒按，全身可见口干夜热、善忘、面色黧黑。

2. 脐形态与脐位主病

正常人脐位于人体正中，脐环圆整，轮廓宽余，肌肉厚实，脐深，色泽明润，按之有力。应手如有根蒂之脐，为神气内守，元气充盛，说明身体健康无病。若脐的形态和脐的位置发生改变，则提示人体内脏可能发生疾病。因此，观察脐的变化对诊断疾病有重要意义。

（1）圆形：肚脐呈圆形，下半部丰厚而朝下，这是男性最好的一种。

（2）满月型：肚脐像十五的月亮丰盈而充实，下腹有弹性，这是女性中最好的一种。

（3）向上开：肚脐向上延长为三角形，多因肝气上逆所致。

（4）向下开：肚脐向下延长为三角形，多因气虚所致。

（5）偏右形：肚脐偏向右方，为阳热偏重。

（6）偏左形：肚脐偏左，为痰湿、食积阻滞不通。

（7）凸出形肚脐：肚脐外突多为水肿，提示严重水肿。脐外突凸亦可见于喘胀，此外还可见卵巢囊肿。

（8）陷凹形肚脐：脐陷于大腹，是脾肾虚弱，多见于久泄、元气将脱及暴吐之后。此外，脐突然下陷为正虚邪闭的凶兆，多见于小儿瘟疫染身，毒邪内逼之证，病情险恶，预后不良。当腹内发生炎症变化时，如粘连性结核性腹膜炎，肚脐可向内凹陷。

（9）脐大者多寿，脐小者多夭。

（10）妇人脐深者子多，脐浅者子少。

（11）怀孕三四月，脐便平满者，女胎也，怀孕八九月，脐方平满者，男胎也。

（12）腹壁在正常生理情况下是看不到明显的脉络显露的，若腹部发生积聚、臌胀等病变，可致腹壁经脉的气血运行不畅，血脉壅滞胀大变粗，以致腹壁青筋显露，紫脉纵横，形似龙蛇，其走向或往上行，或向下走，或以脐为中心向上下左右四周扩散，临床上应详加辨析。

（13）倘有妊娠妇女随着怀孕月份的增加，可在小腹和小腹部位见到淡浅红色条纹，生育过后的妇女也多在下腹部见到纵行的白色条纹；而且有些肥胖者腹部亦可见到少量类似条纹，皆因腹壁被妊娠或肥胖脂肪挤撑所致，此非属病态。

八、望前阴

【提纲】

前阴又称"下阴"是男女外生殖器及尿道的总称,前阴有生殖和排尿的作用。

阴囊肿大不痒不痛,皮泽透明的,是水疝,属阳虚、水液停聚所致;

阴囊肿大,疼痛不硬的是㿗疝,为阳虚、寒邪凝聚所致;

阴囊内有肿物,卧则入腹,起则下坠,名为狐疝,属阳虚水湿停聚为肿、气虚无力升提为坠;

阴囊潮湿、异味者属下焦湿热;

阴囊瘙痒、破溃多属下焦湿热;

阴茎萎软,缩入小腹的是阴缩,内因阳气亏虚,外感寒凝经脉而成;

阴茎硬结,破溃流脓者,常见于梅毒内陷,毒向外攻之下疳证;

妇女阴中突物如梨状,称阴挺,因中气不足,产后劳累,升提乏力,致胞宫下坠阴户之外;

妇女外阴红肿、瘙痒多属湿热下注;

妇女外阴白斑多属脾虚兼受风邪。

【具体病症】

1. 阴毛过少与脱落

成年人阴毛稀少,乃至脱毛。

(1)精血不足:阴毛脱落稀少,腰酸腿软,头晕耳鸣,少寐健忘,体倦,经闭等。

(2)脾肾阳虚:阴毛稀少,头发稀疏,腰酸腹胀,形寒畏冷,月经过多或闭经,舌淡苔白,脉沉弱。

2. 阴毛过多

(1)禀赋肾气足:除阴毛多外,体质强健,头发乌黑。

(2)痰血结凝:除阴毛过多外,多伴有顽固性头痛,肢端肥大,皮肤粗糙,舌大色暗。

(3)阴虚夹瘀:除阴毛生长过多外,常伴面圆潮红,身体酸软,背腹肥厚,紫斑,舌红苔少。

3. 隐睾

睾丸常留腹腔未下降到阴囊,而紧贴在阴部不呈囊袋状,阴囊发育极差,或仅有一小片,此可以单侧,也可以双侧。

此为阳虚寒凝所致。

4. 阴囊紧缩

阴囊袋紧皱挛缩。

(1)寒盛:阴寒内盛,犯于肝肾,而致囊缩,可伴腹痛、四肢逆冷。

(2)风痉:风痉抽搐,每见口噤,舌卷囊缩。

(3)脏气欲绝。

5. 阴囊纵

阴囊袋垂纵、松弛。

(1)肝肾气虚:阴囊属肾,每有阴囊纵甚则阳痿,可伴腰坠痛、腿软、精神不振等。

(2)中气下陷:久泻、久痢之人,可致中气下陷、小腹控坠、阴囊垂纵、全身乏力、舌淡肿等。

6. 阴囊偏坠

单侧阴囊增大,有平卧而还缩回者,有不复还而硬者。

(1)下焦虚寒:阴囊偏坠,小腹冷痛且胀,形寒畏冷,得热则缓。

(2)水蓄阴囊:可见单侧阴囊呈椭圆形,如囊裹水,手电照射可见红光透光,伴舌红苔薄白。

(3)血瘀气结:阴囊一侧坠大、肿痛或坚硬,常伴小腹不适。

(4)肝胆湿热:阴囊一侧肿痛,常伴口苦、小腹痛、尿黄赤等。

7. 阴囊水肿

阴囊水肿而胀,常伴全身水肿。

(1)脾肾阳虚:脾肾阳虚,水气不运不化而泛滥,故全身浮肿,阴肿,腹胀大,纳少,畏寒,手足不温,舌淡苔白等。

(2)肝胆湿热:湿热壅滞肝胆,而失疏泄,水湿蓄留,而为小便黄少,腹胀如鼓,阴囊肿大,舌有瘀斑。

(3)脾虚不运:脾虚不运,水湿泛滥,而为浮肿、阴肿,面色萎黄,乏力,舌淡嫩苔白。

(4)心阳虚衰:心阳虚衰,阴霾泛溢,为水浮肿、阴肿,常伴心悸、唇绀。

(5)血虚挟风:血虚于里,风邪袭之,而为局限性水肿,瘙痒。

(6)湿热夹虫:湿热生虫,瘀阻筋脉,可见下肢象皮样水肿,阴囊亦肿,可伴有乳糜尿。

8. 阴囊肿溃

阴囊肿胀,潮红,伴有渗液,甚或溃疡痒痛。

(1)肝胆湿热:肝胆湿热下注,而致阴囊红肿热痛,潮湿痒痛,常伴口苦、小便黄赤等。

（2）毒热壅瘀：毒热内盛，壅瘀于下，而致阴囊红肿、疼痛。

9. 阴囊色白

阴囊松弛色淡，小而松弛色白。正常阴囊，不紧不松，稍有色素沉着。

（1）后天脾虚失养：后天脾虚失养，运化不足，可致阴囊松弛面色淡或白，体弱乏力。

（2）先天禀赋不足：小儿禀赋不足，每见体弱而阴囊松弛色白。

10. 阴囊色赤

阴囊红亮，或兼肿痛。

（1）下焦热毒：下焦毒热壅滞，可致阴囊红肿疼痛。

（2）肝肾湿热：肝肾湿热下注，而致阴囊赤肿，小便黄赤，舌红苔黄。

11. 阴囊紫色

站立位，可见阴囊松弛下垂，在其一侧或两侧阴囊皮下呈紫色曲张筋脉纵，严重者，可伸至大腿内侧。

（1）血瘀肝络：血瘀在内，影响肝之疏泄，可致阴囊色紫暗，常伴阴囊坠胀，体力劳动加重。

（2）湿热郁瘀：下焦湿热阻滞，气血失畅，久而可致阴囊色紫，可伴小腹胀痛，小便赤涩等。

12. 阴囊皱黑

阴囊紧缩多皱，其色黑。

（1）肝寒：肝之脉绕阴器，肝寒则阴囊紧缩多皱，其色黑，多有阴冷。

（2）肾阳虚：命门火衰，阴囊失于温煦，而致阴囊冷皱，色黑，常伴腰酸,手足不温等。

13. 阴茎纵长

小儿阴茎纵长,形如成人,阴囊相应增大,但睾丸增大不显,或成人阴茎长而不收。

(1)禀赋异常:先天禀赋异常,特别是肾阴不足,而阳气有余,故可致阴茎纵大、皮肤生有痤疮等。

(2)后天亏虚:后天不足,中气虚陷,亦可致阴茎下垂纵大,但勃起乏力或不持久。

(3)痰瘀聚结:痰瘀聚结于肾,可造成阴茎纵大,身高异常。

(4)肝经蕴热:阴茎长而不收,伴口苦、咽干等。

14. 阴茎萎软

成人阴茎睾丸均未发育,形如儿童,小而勃起无力。

(1)肝气弱:肝气不足,伴有胆小、易惊、乏力等症。

(2)肾虚:肾之阴阳不足,久而可见阴茎萎软,常伴耳鸣、健忘、腰酸等症。

(3)痰瘀阻滞:痰瘀上阻,伤于脑,可致头胀痛,久之髓海受损,可见睾丸萎缩等,舌有瘀色,苔白厚。

15. 阳强

持续性阴茎勃起,不能松弛,感觉胀痛不适。

(1)阴虚阳亢:肾阴不足,肾阳亢盛,可致阳强不倒,常伴头晕、耳鸣、心烦、少寐、舌红少苔等。

(2)肝经湿热:肝经湿热,热重于湿,可致阴茎勃起,不能松弛,并觉胀痛,小便涩赤。

16. 阳痿

阴茎不能勃起,或勃而不坚不久。

(1)命火虚衰:禀赋不足,或过劳,而命火虚衰,可致阳痿,伴腰膝酸软,形寒易冷,舌淡苔白。

(2)肝郁血滞:气血阻滞,肝失疏泄,可致阳痿,伴胁痛、小便不舒等。

(3)下焦湿热:下焦湿热,可致阳痿、小便淋浊等。

17. 龟头红肿

龟头红肿,甚则冠状沟处见有糜烂面,并有脓性分泌物。

(1)下焦毒热:下焦毒热,可致龟头红肿,甚则冠状沟处亦红肿。

(2)肝经湿热:肝经湿热下注,可致龟头红肿,冠状沟处有糜烂而伴脓性分泌物,且痒。

18. 下疳

龟头、冠状沟、系带、龟皮等处有炎性红色斑点,疼痛,并逐渐变成脓包,很快破裂,形成溃疡,上覆有污秽的脓性分泌物。

(1)毒热壅瘀:毒热壅瘀于阴,可致下疳,常伴口苦、便秘、苔黄。

(2)下焦湿热:下焦湿热壅滞,亦可致下疳,龟头溃疡,覆有脓性分泌物,且痒。

19. 女阴溃疡

大小阴唇、系带等,有圆形或椭圆形溃疡,或深或浅,边缘规则或不规则。

(1)下焦湿热:除外阴溃疡外,可伴有口腔溃疡,舌红苔黄厚等症。

（2）寒热夹杂：眼、口、生殖器反复有溃疡，久而不愈，纳差，脘痞，腹泻，舌红苔黄。

20．女阴白斑

女性外阴皮肤黏膜色素脱落而呈白色，其中有的呈白色苔藓状；有的如涂白色油脂；有的黏膜变薄发白，干燥且脆等。

（1）湿热下注：湿热下注，久之可见女阴白斑，伴口苦、苔黄、小便黄赤。

（2）湿热虫蚀：湿热生虫，蚀于下，可见女阴白斑，并见目赤、口干，或有口腔溃疡、声嘶，上症交替起伏。

（3）虚实夹杂：病已久，气血亏虚，湿热浊邪下犯，可见女阴白斑，伴面色无华、体倦纳差、舌淡苔厚。

21．女阴肿物

女性外阴部见有肿物，有的状如蘑菇或菜花，有的状如球形或卵圆形，有的呈息肉状或小分叶状，有的呈椭圆形囊性肿块；有的呈结节性状或硬菜花状，伴有溃疡；有的呈小疣状赘生物。

（1）热毒壅瘀：多见于外阴癌，阴部可见结节状或坚硬无蒂呈菜花样肿物，伴有溃疡。

（2）痰湿壅结：多见于脂肪瘤及前庭大腺囊肿，呈息肉状、小分叶状或囊状，基底宽大，质地柔软。

（3）湿毒结聚：多见于外阴尖锐湿疣，在外阴部及肛门周围，呈小疣状赘性物，甚或成片状如菜花，淡红或暗红，质软，有恶臭，局部瘙痒。

22．阴挺

妇女阴中有物下坠，或突出阴道口外。

（1）气虚：阴中有物突出，劳则加剧，少气懒言，面色少华，小便频数，带下量多，质稀色白，舌淡苔薄，脉虚细。

（2）肾虚：阴中有物突出，腰膝软，小便频数，夜间尤甚，舌淡红，脉沉弱。

九、望后阴

后阴即肛门，又称"魄门"，有排大便的作用。

肛门上段直肠脱出肛外，名为脱肛，多是中气下陷；

肛门内外之周围有物突出，肛周疼痛，甚至便时出血者，是为痔疮，其生于肛门之外者，称外痔生于肛门之内者，称内痔，内外皆有，称混合痔，多为湿热凝滞，气滞血瘀而成；

痔疮溃烂，日久不愈，在肛周发生瘘管，管道或长或短，或有分支或通入直肠，称肛瘘，多为湿热壅滞，肉败血腐所致；

肛门有裂口，疼痛，便时流血，称肛裂，多为湿热所致。

第六章　望四肢

四肢是两下肢和两上肢的总称。望四肢主要是诊察手足、掌腕、指趾等部位的形态色泽变化。

一、望手

1. 望手指

四肢为诸阳之本，脾实主之；手之三阴，从脏走手，手之三阳，从手走头；阳行于外，阴行于内，阳则自下而上，阴则自上而下；手臂之在外者为阳，在内者为阴。

（1）五指配经络

大指曰拇指；其次指曰食指，内属太阴，外属阳明；其中指曰将指；其屈而不伸者，曰无名指，内属厥阴，外属少阳；其小者，曰小指，内属少阴，外属太阳。

（2）五指配五行

拇指主脾，食指主肝，中指主心，无名指主肺，小指主肾。

手足拘急，屈伸不利者，多因寒凝经脉。其中屈而不伸者，是筋脉挛急，伸而不屈的，是关节强直；

手指挛急，不能伸直者，是"鸡爪风"。表现为指趾关节肿大变形，屈伸不便，多系风湿久凝，肝肾亏虚所致；

手足抽搐常见于邪热亢盛，肝风内动之痉病；

扬手掷足,是内热亢盛,热扰心神;

手足振摇不定,是气血俱虚,肝筋失养,虚风内动的表现;

四肢肌肉萎缩,多因脾气亏虚,营血不足,四肢失荣之故;

半身不遂是血瘀阻滞脑髓或经络所致;

手指细长者阳盛阴虚,手指粗短者阳虚阴盛;

食指长者肝火旺,短者肝气不足,粗者胆气不降;

中指长者心火旺,短者心阳虚,粗者心包津液停聚;

无名指长者肺宣发有余,无名指短者肺宣发不及,无名指粗者肺肃降不及、痰湿阻肺;

小指长者肾阳充足,短者肾阳不足,粗者津液停聚于下焦;

指尖红者为热,指纹暗或青者为寒,指尖粗而指根细者为上盛下虚之征;

指肚瘦瘪者阴不足,干裂起皮者津液亏虚;

指直者胆直,指曲者胆郁。

2. 望掌

掌心皮肤燥裂,疼痛,叠起脱屑,称鹅掌风,为湿热兼阴虚所致;

大鱼际扁平者脾虚,红者为胃热,红白相间者为湿热,发青者为脾阳虚;

大小鱼际都红为中焦湿热;

手掌消瘦为气血不足。

3. 望指甲

正常指甲是无色、表面光滑、柔韧有弹性、半透明的角质结构,在根部有白色月牙存在。

指甲颜色发白是气血不足；

指甲颜色发黑发暗或有纵向黑线为血瘀；

指甲凹凸不平、生长缓慢是肾虚；

指甲变厚如积雪，色或黑或黄或混浊为"灰指甲"，为气血不足、虫蚀所致；

指甲上有白点为肾虚、蛔虫；

指甲有横纹，是正邪斗争、正气恢复的表现，说明正气曾经受到损伤；

指甲容易断裂为气血不足；

指甲中间凹陷为肝肾严重不足；

指甲根皮肤起芒刺为阴虚内热之象。

4. 望月牙白

位于指甲根部，占指甲五分之一面积，呈奶白色的半月形结构。

正常月牙白数量是 8～10 个，按照从拇指到小指的顺序依次变小。

月牙白数量增多，尤其小指月牙白增大多属热证；

月牙白数量减少多属阳虚、寒凝；

月牙白小于五分之一多为阳气不足；

月牙白大于五分之一多为阳热偏重；

月牙白颜色发灰为寒；

月牙白颜色粉红与甲体颜色分不清为阴血不足；

月牙白颜色发紫为气滞血瘀；

月牙白发黑为阳虚寒凝、血瘀或重金属中毒。

二、望足

阳气起于足五趾之表，阴气起于足五趾之里；足之三阳，从头至足，足之三阴，从足走腹；阳行于外，阴行于内；阳则自上而下，阴则自下而上；其大趾，少阳、阳明、厥阴、太阴之所行。其次趾、中趾，则阳明之所行。其次于小趾之次趾，则少阳之所行。其小趾，则太阳、少阴之所行。

下肢水肿者阳虚水饮；

腿细脚小者脾胃虚；

两侧小腿粗细不等者肾虚或中风血瘀；

大腿少肉者脾气虚；

足底扁平者为肝肾不足之证；

手指堕落者筋脉失养；

足趾不用者经络阻滞；

两腿骨骼瘦小者为肾虚；

膝肿大者曰鹤膝，肝肾不足、感受风寒湿之邪所致；

足肿至踝为阳虚气郁；

脚肿上胫为湿热所致；

身体羸瘦、独足肿大者为营卫俱虚；

足背臃肿、两膝如斗者胃气欲绝；

拘挛难以屈伸者为寒邪；

筋迟缓收缩无力为热疾；

不能久立、行则振掉者，骨将惫；

不能屈伸者，筋将惫；

屈伸不灵活者，肾已亏；

屈而不伸者筋病；

伸而不屈者骨病；

小腿内侧迟缓而外侧拘挛者阳跷为病；

小腿外侧迟缓而内侧拘挛者阴跷为病；

扬手掷足者，烦躁；

逾垣上屋者，怒狂；

筋缓不能行动者，肝不足；

弃衣而狂走者，胃肠有实邪；

立不能坐，坐不能起者，阴阳俱病。

第七章 望皮肤

主要观察皮肤色泽、形态的异常变化，还要观察有无皮肤病变，如斑疹、水疱、疮疡等。正常人皮肤红黄隐隐，明润含蓄，柔软光滑，富有弹性，无肿胀。

【提纲】

形充而皮肤宽缓者寿，形充而皮肤紧急者夭；

皮与肉相裹则寿，皮与肉不相裹则夭；

薄皮弱肉者，不胜时之虚风，厚皮坚肉者，能胜时之虚风；

皮虚者寒，皮实者热；

皮肤肿胀者，邪气实，皮肤消减者，正气虚；

皮肤肿痛者，病气有余，皮肤溃烂者，形气不足；

皮肤润泽者，太阴气盛，皮毛枯槁者，太阴气衰；

皮毛焦者，手太阴气绝；

皮聚毛落者，肺损；

皮枯毛折者，肺绝；

皮毛虚弱者，肺热叶焦；

皮肤顽痹者，疬风皮病；

皮肤薄着者，经脉空虚；

皮肤不收，肌肉坚聚者，寒湿之证；

皮肤空疏，三焦经绝者，血崩之征；

望诊

肌肤甲错，两目黯黑者，内有干血；

身皮甲错，腹中急痛者，内生痈脓；

凡肿胀，皮浓色苍者，皆属气；

皮薄色泽者，皆属水；

诸痛疮疡，斑疹麻痘，色赤而红者顺，青而黑者逆；

诸病症，皮寒而燥者，阳不足，皮热而燥者，阴不足。

【具体病症】

1. 皮肤色红

皮肤红赤，灼热如火烧，伴有恶寒发热者称为丹毒。发于头面者称为抱头火丹；发于全身，游走不定者称为赤游丹；发于小腿者称为流火。发于上部者多由风热火毒所致；发于下部者多因湿热化火而成，但外伤染毒也可引起。

2. 皮肤色黄

皮肤、面目俱黄者，多为黄疸。黄色鲜明如橘皮，为阳黄，多由湿热引起；黄色晦暗如烟熏，为阴黄，多因寒湿所致。

3. 皮肤色黑

皮肤黄黑而晦暗，属肾阳虚，温运无力、血行不畅所致；若色黑而干焦，多由肾精亏耗、肌肤失养引起。

4. 皮肤色白

皮肤苍白，为气血不荣之象。若局部皮肤明显变白，呈大小不等的斑片状，与正常皮肤界限清楚，不痛不痒者称为白癜风。多因气血失和、血虚受风所致。

5. 肿胀

全身皮肤浮肿，按之不起，为水肿。可由外感风邪、肺失宣降、风水相搏引起,也可由阳气虚、蒸化无力、水湿内停、外渗于肌肤所致。

腹部胀满如鼓,青筋暴露者,多属鼓胀,由气滞血瘀水停所致。

皮肤肿胀,按压无痕为气胀,多为气滞所致。

皮肤干瘪枯燥,多为津液耗伤或精血亏损。

皮肤干燥粗糙,状如鳞甲称肌肤甲错,多因瘀血阻滞、肌失所养而致。

6. 斑疹

斑疹色红或紫,点大成片,平摊于皮肤之上,摸之不碍手,压之不褪色者为斑。

阳斑为温热邪毒内迫营血外溢所致。

阴斑为脾虚不能摄血或阳虚寒凝气血阻滞所致。

若色红,点小如粟粒,高出皮肤,摸之碍手,压之褪色者为疹,疹有麻疹、风疹、瘾疹等不同。

麻疹为外感风热时邪或麻毒时邪所致。

风疹为外感风邪、气血相搏、风行血壅所致。

瘾疹为外感风邪或过敏所致。

湿疹伴有渗出者为湿热所致,渗出少而皮肤干燥者多是脾虚湿阻兼阴虚所致。

7. 水疱

水疱椭圆形,顶部饱满,浆薄如水,后稍混浊,分批出现,大小不等,多发于小儿者称为水痘,多为外感湿热所致。

口角、唇边、鼻旁出现成簇米粒大小水疱,伴有灼热疼痛感,多是由外感风热或肺胃蕴热而引起的热气疮。

透明小疱疹,晶莹如粟,高出皮面,擦破流水,以颈胸多见,四肢偶发,唯不见于面部者称为白㾦,因湿邪郁于肌表、汗出不透所致,多见于湿温病。

8. 疮疡

皮肤局部红肿热痛,根盘紧束者为痈,多为湿热火毒蕴结、气血瘀滞所致;漫肿无头,肤色不变或晦暗,不热少痛者为疽,由气血亏虚、阴寒凝滞引起。

初起如粟,根脚坚硬而深,或麻或痒,顶白痛剧者为疔,多为外感风热或内生火毒所致;起于浅表,形圆而红肿热痛,化脓即软,脓溃即愈者为疖,多因外感热毒或湿热内蕴而发。

第八章 望毫毛、腠理、筋骨、肉

一、望毫毛

心主身之血脉，肺主身之皮毛，皮毛者，肺之合也。太阴者，肺也，行气温于皮毛者也。

督行于背，任行于腹。手之三阴，从脏走手，手之三阳，从手走头，足之三阳，从头走足，足之三阴，从足走腹，阴行于内，阳行于外。

经之血气盛，则充肤热肉，血独盛，则渗灌皮肤，生毫毛；

毫毛笔直者，风寒外感之证；

毫毛折落者，肺脏内绝之形；

洒洒然毛耸者，太阳中寒；

洒洒然毛立者，虚邪中人；

毛焦者，寒热在于皮肌；

毛悴者，情志伤其脏腑；

毛败者，肺热而金受火之克；

毛枯者，痹病而金乏土之生；

粗而长者为血多，细而短者为血少；

耸与直立为邪实，焦与枯败为正虚；

悴同折主死，美而泽主生。

二、望腠理

津液渗泄之所曰腠，纹理缝会之中曰理；腠者是三焦通会元真之处，理者是皮肤脏腑之纹理。

热则人气在外，皮肤缓，腠理开，汗大泄，血气减，皮淖泽；

寒则人气在中，皮肤致，腠理闭，汗不出，血气强，肉坚涩；

膏者其肉淖，而粗理者身寒，细理者身热；

脂者其肉坚，细理者热，粗理者寒；

密理浓皮者，三焦膀胱浓；

粗理薄皮者，三焦膀胱薄；

疏腠理者，三焦膀胱缓；

皮急而无毫毛者，三焦膀胱急；

毫毛美而疏者，三焦膀胱直。

三、望肉

脾主身之肌肉，五行属土，其充在肌，故观肌肉之消长，可知脾胃之盛衰。

肥而有光泽者，气血有余；

肥而无光泽者，血有余，气不足；

瘦而无泽者，气血不足；

瘦而有光泽者，气有余，血不足；

肉瘦削者脾虚，肉臃肿者痰湿；

肌肉蠕动者湿邪困脾或风热；

体表筋肉不自主地惕然瘛动者阳虚；

饮食减少肌肉消瘦者意损；

肌肤不仁者，邪阻经络，经络不通所致；

肥人肉如棉絮者，气虚；

下肢肌肉酸软闷胀不适者，湿邪阻滞，气血不通所致。

四、望筋

筋者力也，肉中之力，气之元也，其候在目，其主在肝，膝为之府，爪为之余者也。

手之筋行乎手，足之筋行乎足，阳明行于前，太阳行于后，少阳行于侧，阴筋行乎身之阴，阳筋行乎身之阳，皆根据经脉而行。

手阴阳之筋，皆起于手指，阳筋自手而上行于头面，阴筋自手而上行于胸腹。

足阴阳之筋，皆起于足趾，阳筋自足而上行于头面，阴筋自足而上行于胸腹。

寒则见其筋挛反折，热则见其弛纵不收；

阳筋则见其不能俯，阴筋则见其不能仰；

见于膝则行走难以屈伸；

损在筋者，筋缓不能自收持；

痹在筋者，筋挛不可以行走；

筋极肝伤，则腰背相引，难以俯仰；

筋死肝绝，则舌挛卷缩，不能展舒。

五、望骨

精神者，天之分，骨骸者，地之分。属天者，清而散，属地者，浊而聚，是故阳化气，阴成形。精神为阳，骨骸为阴，且骨者髓之府，髓者骨之充，其候在耳，其主在肾，盛则见其筋骨劲强，衰则见其形容佝偻。

颧骨者，骨之本也，颧大则骨大，颧小则骨小；

其形充而颧不起者骨小，骨小则夭；

其形充而颧起者骨大，骨大当寿矣；

骨损则见其骨痿，不能起床；

骨极则见其齿动，不能久立；

行而振掉，立不能久者，则知骨之将惫；

发无润泽，肉不相亲者，则知骨之先亡。

第九章　望舌

一、舌与脏腑经络的关系

舌与内脏的联系，主要是通过经脉的循行来实现的。据《黄帝内经》记载，心、肝、脾、肾等脏及膀胱、三焦、胃等腑均通过经脉、经别或经筋与舌直接联系。至于肺、小肠、大肠、胆等，虽与舌无直接联系，但手足太阴相配，手足太阳相配，手足少阳相配，手足阳明相配，故肺、小肠、胆、大肠之经气，亦可间接通于舌。所以说，舌不仅是心之苗窍，脾之外候，而且是五脏六腑之外候。在生理上，脏腑的精气可通过经脉联系上达于舌，发挥其营养舌体并维持舌的正常功能活动。在病理上，脏腑的病变，也必然影响精气的变化而反映于舌。

1. 以脏腑分属诊舌部位

心肺居上，所以舌尖主心肺；脾胃居中，故以舌中部主脾胃；肾位于下，故以舌根部来主肾；肝胆居躯体之侧，故以舌边主肝胆，左边属肝，右边属胆。这种说法，一般用于内伤杂病。

2. 以三焦分属诊舌部位

以三焦位置上下次序来分属诊舌部位，舌尖主上焦，舌中部主中焦，舌根部主下焦。

二、望舌的内容

望舌内容可分为望舌质和舌苔两部分。

舌质又称舌体,是舌的肌肉组织和血脉。

舌苔是舌体表面附着的一层苔状物,是胃气蒸腾水谷精微上承于舌面而产生的,起到保护和营养舌体的作用,同时也反映出胃气和水谷精微的虚实和寒热情况,望舌苔包括望苔色和望苔质两方面。

正常舌象,简称"淡红舌、薄白苔"。具体说,其舌体柔软,运动灵活自如,颜色淡红而红活鲜明;其胖瘦老嫩大小适中,无异常形态;舌苔薄白润泽,颗粒均匀,薄薄地铺于舌面,揩之不去,其下有根与舌质如同一体,干湿适中,不黏不腻等便是正常舌象。

(一)望舌质

1. 舌神

舌神主要表现在舌质的荣润和灵动方面。察舌神之法,关键在于辨荣枯。

荣者,荣润而有光彩,表现为舌的运动灵活,舌色红润,鲜明光泽、富有生气,是谓有神,虽病亦属轻证。

枯者,枯晦而无光彩,表现为舌的运动不灵,舌质干枯,晦暗无光,是谓无神,多属重证。

2. 舌色

色,即舌质的颜色。舌色构成主要是舌体内血脉的颜色,即红色,又由于舌体表面覆盖黏膜,所以最终表现出来的正常舌色是淡红舌,而除了淡红舌以外的所有颜色都属病态,一般可分为淡白色、红色、绛色、青紫舌几种。

（1）淡红舌：舌色白里透红，不深不浅，淡红适中，此乃气血充足、上荣于舌的表现，故为正常舌色。

（2）淡白舌：舌色较淡红舌浅淡，甚至全无血色，称为淡白舌。

气虚不能推动血液上荣于舌，血不足而舌色淡；

阳虚不能鼓动气血上行，寒邪收引，血脉收缩变细而色淡发白；

痰湿充斥于舌体肌肉之间，血脉受压变细而色淡。

（3）红舌：舌色鲜红，较淡红舌为深，称为红舌。

因热盛致气血沸涌、舌体脉络充盈，则舌色鲜红，故主热证，可见于实热证或虚热证。

实热证舌体多胖大，伴有舌苔或厚苔；

虚热证舌体多瘦小，伴有舌苔少或无苔。

（4）绛舌：绛为深红色，较红舌颜色更深浓之舌。

因血脉内津液耗伤不足，营气浓度增高所致。

主病有外感与内伤之分，在外感病为热入营血；在内伤杂病，为阴虚火旺。

（5）紫舌：紫舌总由血液运行不畅、瘀滞所致。

热盛伤津，气血壅滞，多表现为绛紫而干枯少津；寒凝血瘀或阳虚生寒，舌淡紫或青紫湿润。

（6）青舌：舌色如皮肤暴露之"青筋"，全无红色，称为青舌。

由于阴寒邪盛，阳气郁而不宣，血液凝而瘀滞，故舌色发青。

主寒凝阳郁，或阳虚寒凝，或内有瘀血。

3. 舌形

舌形是指舌体的形状，包括老嫩、胖瘦、胀瘪、裂纹、点刺、齿痕等异常变化。

（1）苍老舌：舌质纹理粗糙，形色坚敛，谓苍老舌。不论舌色苔色如何，舌质苍老者都属实证或久病。

（2）娇嫩舌：舌质纹理细腻，其色娇嫩，其形多浮胖，称为娇嫩舌，多主虚证或新病。

（3）胖大舌：分胖大和肿胀。

舌体较正常舌大，甚至伸舌满口，或有齿痕，称胖大舌，多因水饮痰湿阻滞所致。

舌体肿大，胀塞满口，不能缩回闭口，称肿胀舌，多因热毒、酒毒致气血上壅，致舌体肿胀，多主热证或中毒病证。

（4）瘦薄：舌体瘦小枯薄者，称为瘦薄舌。总由气血阴液不足、不能充盈舌体所致。

舌淡而瘦薄为气血两虚；舌红而瘦薄为阴虚火旺。

（5）点：平铺于舌面上颜色加深或变浅的圆形小点，称为点，分白点、红点、黑点，多因内热所致。

白点为内热蒸腾湿浊所致；红点为内热蒸腾气血所致；黑点为热壅于内、气血阻滞所致；

（6）刺：舌面上有软刺（即舌乳头），是正常状态，若舌面软刺增大，高起如刺，摸之刺手，称为芒刺舌，多因邪热亢盛所致。芒刺越多，邪热愈甚。

根据芒刺出现的部位，可分辨热在何脏，如：舌尖有芒刺，多为心火亢盛；舌边有芒刺，多属肝胆火盛；舌中有芒刺，主胃肠热盛。

（7）裂纹：舌面上有裂沟，而裂沟中无舌苔覆盖者，称裂纹舌，多因精血亏损、津液耗伤、舌体失养所致。舌红而有裂纹为阴虚内热；舌淡而有裂纹为气血不足；舌胖而有裂纹为脾虚湿阻、气血不能上承、舌体失养所致。

（8）齿痕：舌体边缘有牙齿压印的痕迹，故称齿痕舌。其成因多由脾虚不能运化水湿，以致湿阻于舌而舌体胖大，受齿列挤压而形成齿痕。所以齿痕常与胖大舌同见，主脾虚湿盛。

4．舌态

舌态是指舌体运动时的状态。

正常舌态是舌体活动灵敏，伸缩自如，病理舌态有强硬、痿软、舌纵、短缩、麻痹、颤动、歪斜、吐弄等。

（1）强硬：舌体板硬强直，运动不灵，以致语言迟涩不清，称为强硬舌。

舌强硬，舌红苔黄者多因热扰心神、舌无所主；舌强硬，舌红苔少者多因高热伤阴、筋脉失养所致；舌强硬，苔厚腻者多因痰阻舌络所致；舌强硬，肢体活动不灵活者多是中风或中风先兆。

（2）痿软：舌体软弱、无力屈伸，痿废不灵，称为痿软舌。

舌痿软，舌淡者多因气血虚极，筋脉失养所致；舌痿软，舌红者多是热灼津伤，阴亏已极。

（3）舌纵：舌伸出口外，内收困难，或不能回缩，称为舌纵。总由舌之肌肉经筋舒纵所致。

舌纵，舌红者见于实热内盛；舌纵，舌红苔厚者多见痰火扰心；舌纵，舌淡者多气虚。

（4）短缩：舌体紧缩而不能伸长，称为短缩舌。

舌短缩，舌淡暗或青色可因寒凝筋脉、舌收引挛缩所致；舌短缩，苔厚腻者多因痰湿内阻、经络不通所致；舌短缩，舌红苔少者多热盛伤津、筋脉拘挛；舌短缩，舌淡者是气血俱虚、舌体失于濡养所致。

（5）麻痹：舌有麻木感而运动不灵的，叫舌麻痹。

舌麻痹，舌淡多因营血不能上营于舌而致；若无故舌麻，时作时止，是心血虚；若舌麻而时发颤动，或有中风症状，是肝风内动之候。

（6）颤动：舌体震颤抖动，不能自主，称为颤动舌。

舌颤动，舌淡者多因气血两虚、筋脉失养所致；舌颤动，舌红苔少者多因热极伤津而生风所致。

（7）歪斜：伸舌偏斜一侧，舌体不正，称为歪斜舌。多因风邪中络，或风痰阻络所致。

（8）吐弄：舌常伸出口外者为"吐舌"，舌不停舐上下左右口唇，或舌微出口外，立即收回，皆称为"弄舌"，二者合称为吐弄舌。皆因心、脾二经有热，灼伤津液，以致筋脉紧缩频频动摇。弄舌常见于小儿智能发育不全。

（二）望舌苔

正常的舌苔是由胃气蒸腾水谷精微上承于舌面所生，故胃气的盛衰，可从舌苔的变化上反映出来。病理舌苔形成的机理包括：一是胃气不足，二是水谷精微不足，三是浊气熏蒸于舌面。

望舌苔，应注意苔质和苔色两方面的变化。

1. 苔质

苔质指舌苔的形质，包括舌苔的厚薄、润燥、腐腻、剥落、有根无根等变化。

（1）厚薄：厚薄以"见底"和"不见底"为标准。

凡透过舌苔隐约可见舌质的为见底，即为薄苔。由胃气所生，属正常舌苔，有病见之，多为疾病初起或病邪在表，病情较轻。

不能透过舌苔见到舌质的为不见底，即是厚苔。多为病邪入里，或胃肠积滞，病情较重。

舌苔由薄而增厚，多为正不胜邪，病邪由表传里，病情由轻转重，为病势发展的表现。

舌苔由厚变薄，多为正气来复，内郁之邪得以消散外达，病情由重转轻，为病势退却的表现。

（2）润燥：舌面润泽，干湿适中，是润苔，表示津液未伤。

若水液过多，扪之湿而滑利，甚至伸舌涎流欲滴，为滑苔，是有湿有寒的反映，多见于阳虚而痰饮水湿内停之证；若望之干枯，扪之无津，为燥苔，由津液不能上承所致，多见于热盛伤津、阴液不足、阳虚水不化津、燥气伤肺等证。

舌苔由润变燥，多为燥邪伤津，或热甚耗津，说明病情加重；

舌苔由燥变润，多为燥热渐退，津液渐复，说明病情好转。

（3）腐腻：苔厚而颗粒粗大疏松，形如豆腐渣堆积舌面，揩之可去，称为"腐苔"。因体内阳热有余，蒸腾胃中腐浊之气上泛而成，常见于痰浊、食积，且有胃肠郁热之证；苔质颗粒细腻致密，揩之不去，刮之不脱，上面罩一层不同腻状黏液，称为"腻苔"，多因脾失健运、湿浊内盛、阳气被阴邪所抑制而造成，多见于痰饮、湿浊内停等证。

（4）剥落：患者舌本有苔，忽然全部或部分剥脱，剥处见底，称剥落苔。

若全部剥脱，不生新苔，光洁如镜，称镜面舌、光滑舌。由于胃阴枯竭、胃气大伤、毫无生发之气所致。无论何色，皆属胃气将绝之危候。

若舌苔剥脱不全，剥处光滑，余处斑斑驳驳地残存舌苔，称花

剥苔,是胃之气阴两伤所致;

舌苔从有到无,是胃的气阴不足,正气渐衰的表现;

舌苔剥落之后,复生薄白之苔,乃邪去正胜,胃气渐复之佳兆;

无论舌苔的增长或消退,都以逐渐转变为佳,倘使舌苔骤长骤退,多为病情暴变征象。

(5) 有根苔与无根苔:无论苔之厚薄,若紧贴舌面,似从舌里生出者是为有根苔,又叫真苔;若苔不着实,似浮涂舌上,刮之即去,非如舌上生出者,称为无根苔,又叫假苔。有根苔表示胃气未衰,无根苔表示胃气已衰。总之,观察舌苔的厚薄可知病的深浅;观察舌苔的润燥,可知津液的盈亏;观察舌苔的腐腻,可知湿浊等情况。

2. 苔色

苔色,即舌苔之颜色,一般分为白苔、黄苔和灰苔、黑苔四类,由于苔色与病邪性质有关。所以观察苔色可以了解疾病的性质。

(1) 白苔:一般常见于表证、寒证。

由于外感邪气尚未传里,舌苔往往无明显变化,仍为正常之薄白苔。若舌淡苔白而湿润,常是里寒证或寒湿证。

在特殊情况下,白苔也主热证。

舌上满布白苔,如白粉堆积,扪之不燥,为“积粉苔”,是由外感秽浊不正之气,毒热内盛所致,常见于温疫或内痈。

苔白燥裂如砂石,扪之粗糙,称“糙裂苔”,皆因温病化热迅速,内热暴起,津液暴伤,苔尚未转黄而里热已炽,常见于温病或误服温补之药。

(2) 黄苔:一般主里证、热证。

由于热邪熏灼,所以苔现黄色。淡黄热轻,深黄热重,焦黄热结。

外感病,苔由白转黄,为表邪入里化热的征象;苔薄淡黄,为外感风热表证或风寒化热。

（3）灰苔:灰苔即浅黑色苔,常由白苔晦暗转化而来,也可与黄苔同时并见,主里证。

苔灰而干,多属热炽伤津,可见外感热病,或阴虚火旺;苔灰而润,见于痰饮内停,或为寒湿内阻。

（4）黑苔:黑苔多由焦黄苔或灰苔发展而来,寒热均可导致,苔色越黑,病情越重。

苔黑而燥裂,甚则生芒刺,为热极津枯;见于舌尖者,是心火自焚;见于舌中者,是肠燥屎结,或胃将败坏之兆;见于舌根部,是下焦热甚;苔黑而滑润,舌质淡白,为阴寒内盛,水湿不化;苔黑而粘腻,为痰湿内阻。

（三）望舌边白涎

舌之两侧 5 毫米左右各有一条白涎凝聚而成的线索状泡沫带,由舌尖的两侧向舌内延伸可达寸许,清晰可见,不难辨认。乃痰湿凝阻、气机郁结之征。

第十章　望排出物

望排出物是观察患者的分泌物和排泄物,如痰涎、呕吐物、二便、涕、唾、汗、泪、带下等。审察其色、质、形、量等变化,以了解有关脏腑的病变及邪气性质。

色泽清白,质地稀,多为寒证、虚证;色泽黄赤,质地黏稠,形态秽浊不洁,多属热证、实证;色泽发黑,夹有块物者,多为瘀证。

一、望痰涎

痰涎是机体水液代谢障碍的病理产物,其形成主要与肺、脾、肾、肝等脏腑有关系。

热痰黄:痰黄黏稠,坚而成块者,属热痰,因热邪煎熬津液所致;

火痰黑:痰黑黏稠,坚而成块者,属火痰,因火邪煎熬津液之重症;

寒痰青:痰青而清稀,或有灰黑点者,属寒痰,因寒伤阳气,气不化津、湿聚,而为痰;

湿痰白:痰白滑而量多,易咯出者,属湿痰,因脾虚不运,水湿不化,聚而成痰;

燥痰黏:痰少而黏,难于咳出者,属燥痰,因燥邪伤肺;

老痰胶:痰液黏稠胶着,不宜咳出,属老痰,因痰伏于体内所致;

清而多泡者,为风痰;

痰中带血,或咳吐鲜血者,为热伤肺络;

口常流稀涎者,多为脾胃阳虚证;

口常流黏涎者,多属脾蕴湿热;

多唾者胃寒。

二、望呕吐物

胃中之物上逆自口而出为呕吐物。

胃气以降为顺,下降不及,或胃气上逆,使胃内容物随之反上出口,则成呕吐。由于致呕的原因不同,故呕吐物的性状及伴随症状亦因之而异。

呕吐物清稀无臭,多是寒呕,多由脾胃虚寒或寒邪犯胃所致;

呕吐物酸臭秽浊,多为热呕,因邪热犯胃,胃有实热所致;

呕吐痰涎清水,量多,多是痰饮内阻于胃;

呕吐未消化的食物,腐酸味臭,多属食积;

呕吐频发频止,呕吐不化食物而少有酸腐,为肝气犯胃所致;

呕吐黄绿苦水,因肝胆郁热或肝胆湿热所致;

呕吐鲜血或紫暗有块,夹杂食物残渣,多因胃有积热或肝火犯胃,或素有瘀血所致。

三、望大便

大便色黄,呈条状,干湿适中,便后舒适者,是正常大便。

1. 便秘

大便干,排出困难,或伴有腹部冷痛、舌淡者,属寒秘;

大便燥结,排出困难,舌红者,属热秘;

大便干湿适中，数日排便一次，伴有少气、乏力者，属气虚；

大便干，数日排便一次，伴有面色淡白、唇舌淡白者，属血虚；

大便干，排出困难，舌红苔少者，属阴虚；

大便黏滞，排出不爽，舌红苔黄腻者，属湿热；

大便黏滞，排出不爽，舌淡苔白厚腻者，属寒湿。

2. 腹泻

大便清稀，完谷不化，多属寒泻；

大便色黄稀清如糜有恶臭者，属热泻；

突然有便意，排出舒适者，多属风；

大便如粘冻而夹有脓血且兼腹痛，里急后重者，是痢疾；

大便色白，多属脾虚或黄疸；

便黑如柏油，是胃络出血；

小儿便绿，多为阳虚或寒邪、胆汁下泄所致；

大便下血，先血后便，血色鲜红的，是近血，多见于痔疮出血；

大便下血，先便后血，血色褐黯的，是远血，多见于胃肠病。

四、望小便

正常小便颜色淡黄，清净不浊，尿后有舒适感。

小便清长量多，伴有形寒肢冷，多属寒证；

小便短赤量少，伴有灼热疼痛，多属热证；

尿浑如膏脂或有滑腻之物，多是膏淋；

尿有砂石，小便困难而痛，为石淋；

尿中带血，为尿血，多属下焦热盛，热伤血络；

尿血，伴有排尿困难而灼热刺痛者，是血淋；

尿浑浊如米泔水，形体日瘦多为脾肾虚损；

尿黄,伴面黄、目黄者为黄疸,属湿热;

遗尿,属阳气不足。

五、望汗

阳气蒸腾,津液从汗孔而出者谓之汗。

自汗:白天不因劳动而自然汗出,多由气虚所致,气虚不能固摄,津液从汗孔而出,常伴有少气、懒言、乏力等症状。

盗汗:夜间睡觉时出汗,醒来自止,睡后复出,多由阴虚内热所致,常伴有潮热、五心烦热、舌红苔少、脉细数。

黄汗:汗出色黄,多由于湿热所致。

黏汗:汗出黏衣,多由湿热所致。

头汗:汗出仅见于头部或头颈部汗出量多的症状,可因上焦热盛;中焦湿热蕴结;元气将脱,虚阳上越;进食辛辣、热汤、饮酒,热蒸于头等导致。

半身汗:仅一侧身体汗出的症状。汗出常见于健侧,无汗的半身常是病变的部位,多见于痿病、中风及截瘫病人。

手足心汗:可因阴经郁热熏蒸;阳明燥热内结,热蒸迫津外泄;脾虚运化失常,津液旁达四肢而引起。

六、望涕

津液通过肺宣发肃降运行于鼻腔,起到滋润鼻腔、湿化空气作用。

黄涕:鼻流黄涕,多由热邪所致;

清涕:鼻流清涕,多由寒邪所致;

白黏涕:多由湿浊所致。

第十一章　望小儿指纹

指纹是浮露于小儿两手食指掌侧前缘的脉络。观察小儿指纹形色变化来诊察疾病的方法,称为"指纹诊法",仅适用于三岁以下的幼儿。指纹是手太阴肺经的一个分支,故与诊寸口脉意义相似。

指纹分"风""气""命"三关,即食指近掌部的第一节为"风关",第二节为"气关",第三节为"命关"。

一、望指纹的方法

将患儿抱到向光处,医者用左手的食指和拇指握住患儿食指末端,以右手大拇指在其食指掌侧,从命关向气关、风关直推几次,用力要适当,使指纹更为明显,便于观察。

二、望指纹的临床意义

正常指纹,络脉色泽浅红兼紫,隐隐于风关之内,大多不浮露,甚至不明显,多是斜形、单枝、粗细适中。

1. 纹位变化——三关测轻重

根据指纹在手指三关中出现的部位,以测邪气的浅深及病情的轻重。

指纹显于风关附近者,表示邪浅、病轻;

指纹过风关至气关者,为邪已深入,病情较重;

指纹过气关达命关者,是邪陷病深之兆;

若指纹透过风、气、命三关,一直延伸到指甲端者,是所谓"透关射甲",揭示病情危重。

2. 纹色变化——红紫辨寒热

纹色鲜红多属外感风寒;

纹色紫红,多主热证;

纹色青,主风证或痛证;

纹色青紫或紫黑色,是血络闭郁;

纹色淡白,多属脾虚。

3. 纹形变化——浮沉分表里,淡滞定虚实

指纹浮而明显的,主病在表;

沉隐不显的,主病在里;

纹细而色浅淡的,多属虚证;

纹粗而色浓滞的,多属实证。

望小儿指纹的要点就是:浮沉分表里,红紫辨寒热,淡滞定虚实,三关测轻重,纹形色相参,留神仔细看。

第十二章 常见疾病的望诊

一、感冒

人体感受触冒外感六淫而出现的发热恶寒、鼻塞、流鼻涕、打喷嚏、浑身酸楚不适等一系列症状的疾病。分普通感冒和时行感冒,普通感冒包括风寒、风热、暑湿、体虚感冒几种,普通感冒没有传染性,时行感冒是感冒病毒所致,具有传染性。

1. 风寒证

[望诊] 可见无汗,时流清涕,痰吐稀薄色白,舌苔薄白而润。

2. 风热证

[望诊] 可见汗泄不畅,痰黏或黄,或咽喉乳蛾红肿,流黄浊涕,舌苔薄而微黄,边尖红。

3. 暑温证

[望诊] 可见汗少,痰黏,鼻流浊涕,小便短赤,舌苔薄黄而腻。

4. 气虚证

[望诊] 可见自汗出,面色淡白少华,咳痰稀薄,舌苔淡白。

5. 阴虚证

[望诊] 可见少汗、痰少,或见面色潮红、舌红少苔。

二、大头瘟

大头瘟是因感受天行邪毒侵犯三阳经络而引起的以头面焮红肿痛、发热为主要特征的瘟疫病，又称大头病、大头风、蛤蟆瘟、大头天行等，多发于冬春两季。由于人体正气不足，感受时行风热邪毒而形成。初起邪毒在于卫分，可见发热微恶寒等表证，旋即热毒燔灼肺胃胆经，上攻颜面咽喉。大头瘟主要涉及肺、胃、胆三经，该病具有较强的传染性，属于瘟疫范围。

1. 肺胃热毒，上攻头面证

［望诊］ 始起头面红肿，继则烦躁不安，头面焮肿，大便干结，舌赤苔黄。

2. 风热上迫，肝风内扰证

［望诊］ 可见神志昏迷，或燥扰不宁，头面红肿成片，游走不定，手足抽搐，大便干结，舌质绛而干或舌焦起刺。

三、烂喉丹痧

烂喉是外感疫毒而引起的一种急性传染病，临床以发热、咽喉肿痛溃烂、肌肤丹痧密布为主要特征，多发于冬春二季。本病因有咽喉溃烂、肌肤丹痧故称为"烂喉丹痧"或"烂喉痧"。

1. 毒侵肺卫证

［望诊］ 可见咽喉红肿，甚则溃烂，肌肤丹痧隐约，舌红苔白或有珠状突出。

2. 毒壅气分证

［望诊］ 可见咽喉红肿，肌肤丹痧显露，舌红赤有珠，苔黄燥。

3. 毒燔营血证

［望诊］　可见咽喉红肿糜烂,丹痧密布,红晕如斑,赤紫成片,汗多,舌绛干燥,遍地芒刺,状如杨梅。

4. 余毒伤阴证

［望诊］　可见咽喉糜烂渐减,唇燥,皮肤干燥脱屑,舌红而干。

四、疟疾

疟疾是经蚊虫叮咬或输入带疟原虫者的血液而感染疟原虫所引起的虫媒传染病。寄生于人体的疟原虫共有四种,即间日疟原虫、三日疟原虫、恶性疟原虫和卵形疟原虫。在我国主要是间日疟原虫和恶性疟原虫;其他两种少见,近年偶见国外输入的一些病例。不同的疟原虫分别引起间日疟、三日疟、恶性疟及卵圆疟。本病主要表现为周期性规律发作,全身发冷、发热、多汗,长期多次发作后,可引起贫血和脾肿大。

本病望诊以寒战、壮热、汗出、休作有时为主要特征。

1. 正疟

［望诊］　可见先有呵欠,继则寒战,寒罢则面赤,终则遍身汗出,舌红苔薄或黄腻。

2. 温疟

［望诊］　热多寒少,汗出不畅,便秘尿赤,舌红苔黄。

3. 寒疟

［望诊］　可见热少寒多,神疲倦怠,苔白腻。

4. 瘴疟

（1）热瘴

［望诊］　可见热甚寒微或壮热不寒,面红目赤,大便秘结,小便热赤,甚至神昏谵语,舌质红绛,苔黄腻或垢黑。

（2）冷瘴

［望诊］　可见寒甚热微,或但寒不热,甚则神昏不语,苔白厚腻。

5. 劳疟

［望诊］　可见神疲倦怠,面色萎黄,形体消瘦,舌质淡。

五、霍乱

霍乱是因摄入的食物或水受到霍乱弧菌污染而引起的一种急性腹泻性传染病,是以卒然发作、上吐下泻为特征的疾病,故望诊首当注意津液丧失程度,因津液丧失的轻重与否直接关系到霍乱病情的变化及预后好坏。如皮肤稍干,目眶明显下陷,时有转筋、螺纹皱瘪,为中度失水,病情较重;神情烦躁,甚则神气不清、皮肤松弛、目眶深陷,眼睛不能紧闭,转筋明显,螺纹干瘪,为重度失水,病情危急。此外,还须仔细观察患者吐泻物的颜色、质地,以及面色、舌象等情况,以弄清疾病的寒热虚实、轻重缓急。

1. 寒霍乱

（1）轻证

［望诊］　初起所下带有稀粪,继则下利清稀,或如米泔水,舌苔白腻。

（2）重证

［望诊］　可见吐泻物如米泔,面色苍白,眼眶凹陷,指螺皱瘪,头面汗出,筋脉挛急,舌质淡,苍白。

2. 热霍乱

［望诊］　可见吐泻物如喷,泻下物如米泔,小便短赤,甚则转筋拘挛,舌苔黄腻。

3. 干霍乱

［望诊］　可见欲吐不得吐,欲泻不得泻,烦躁闷乱,面色惨青,头汗出。

六、失音

失音是指神清而声音嘶哑,甚至不能发出声音的症状,祖国医学称"暴喑"。多由风寒或风热火毒等邪犯喉,肾阴虚、肺虚气弱,或神情失调、气机呆滞等所致。

1. 外感风寒证

［望诊］　可见恶寒,身无汗,咳痰清稀,苔薄白。

2. 客寒包火证

［望诊］　可见恶寒,咳痰色黄,舌质红,苔黄。

3. 痰热交阻证

［望诊］　可见痰多稠黄,咽红,唇干,舌苔黄腻。

4. 肺燥津少证

［望诊］　可见干咳无痰,甚或咳血,唇干咽红,舌质红干。

5. 肾阴不足证

［望诊］　可见虚烦不宁,双颧潮红,舌质红绛,苔少。

七、咳嗽

咳嗽是因外感六淫或脏腑内伤,影响肺的肃降,肺气上逆所致之症。

1. 外感咳嗽

（1）风寒袭肺证

［望诊］ 咳痰稀薄色白，常伴流清涕，无汗，舌苔薄白。

（2）风热犯肺证

［望诊］ 可见痰黏或稠黄，咳时汗出，常伴鼻流黄涕，舌苔薄白。

（3）风燥伤肺证

［望诊］ 可见唇鼻干燥，无痰或痰少而粘连成丝，或痰中带有血丝，舌质红，干而少津，苔薄白或薄黄。

2. 内伤咳嗽

（1）痰热蕴肺证

［望诊］ 可见痰多，痰黏腻或稠厚成块，色白或带灰色，每于早晨或食后咳甚痰多，大便时溏，舌苔白腻。

（2）痰热郁肺证

［望诊］ 咳嗽气息粗促，痰多，质多，质黏厚或稠黄，或咳吐血痰，面赤，舌质红，苔薄黄腻。

（3）肝火犯肺证

［望诊］ 可见咳时面赤，痰少质黏，或痰如絮条，舌苔薄黄少津。

（4）肺阴亏虚证

［望诊］ 可见痰少而黏，或痰中夹血，或形体消瘦、午后颧红，神情疲惫，舌质红而少苔。

（5）肺气虚寒证

［望诊］ 可见咳痰清稀，色白量多，面色白，神疲懒言，舌苔淡白。

（6）寒饮伏肺证

［望诊］　可见咯吐白色清稀泡沫黏痰,舌苔白滑。

八、喘病

喘病又叫喘证,是呼吸喘促,甚则不能平卧,喉间有哮鸣声为主要临床特征的疾病,因为宿痰内伏于肺,由于外邪袭入或饮食不当,或情志不调,或劳倦体虚等因素所诱,以致痰阻气道、肺气壅塞而发病。故其发作期的基本病理变化为"伏痰"遇感所触、痰随气升、气因痰阻、相互搏结、壅塞气道、肺气不利。

1. 实喘

（1）风寒袭肺证

［望诊］　可见喘咳气急,痰多稀薄色白,无汗,苔薄白而滑。

（2）表寒里热证

［望诊］　可见喘逆上气,息粗鼻煽,痰吐稠黏,有汗或无汗,苔薄白或黄,舌质红。

（3）痰热郁肺证

［望诊］　可见喘咳气涌,痰多黏稠色黄,或夹血丝,伴面红,身汗出,尿赤,或大便秘结,苔黄腻。

（4）痰浊阻肺证

［望诊］　可见喘闷,胸盈仰息,痰多黏腻色白,苔厚腻色白。

（5）肺气郁证

［望诊］　可见喘息抬肩,呼吸短促,苔薄。

2. 虚喘

（1）肺虚证

［望诊］　可见喘促短气,痰吐稀薄,自汗,或咳呛痰少质黏,面

潮红,舌质淡红或舌红苔薄。

（2）肾虚证

［望诊］ 可见动则喘甚,呼多吸少,气不得续,形瘦神疲,跗肿,面青紫。

九、肺痈

肺痈是指由于热毒瘀结于肺,以致肺叶生疮,肉败血腐,形成脓疡,以发热、咳嗽、胸痛、咯吐腥臭浊痰,甚则咯吐脓血痰为主要临床表现的一种病证。

本病望诊的主要特征为患者咯吐腥臭浊痰,甚则脓血相兼。

1. 初期

［望诊］ 可见咯白色黏沫痰,痰量由少渐多,舌苔薄黄或薄白。

2. 成痈期

［望诊］ 可见汗出烦躁,咳吐浊痰,呈黄绿色,苔黄腻。

3. 溃脓期

［望诊］ 可见咳吐大量脓血痰,或如米粥,有时咯血,甚则气喘不能卧,面赤,舌质红,苔黄腻。

4. 恢复期

［望诊］ 可见咯吐脓血渐少,痰液转为清稀,精神渐振,自汗,面色无华,形体消瘦,精神萎靡,舌质红,苔薄。

十、肺胀

肺胀常因多种慢性肺系疾患反复发作,迁延不愈,肺、脾、肾三脏虚损,从而导致肺管不利,气道不畅,肺气壅滞,胸膺胀满为病理改变,以喘息气促,咳嗽咳痰,胸部膨满,胸闷如塞,或唇甲发绀,心悸浮肿,甚至出现昏迷、喘脱为临床特征的病证。

本病望之胸部膨满,咳喘上气,痰多,烦躁。病程缠绵,时轻时重,日久则见面色灰暗,唇甲紫绀,肢体浮肿,甚或喘脱等危重之象。

1. 痰浊壅肺证

[望诊] 可见痰多,色白黏腻或呈泡沫样,喘息,易汗,倦怠,舌质偏淡,苔薄腻或浊。

2. 痰热郁肺证

[望诊] 可见喘息气粗,烦躁,痰黄或白,或汗出不多,溲黄便干,舌红,苔黄或黄腻。

3. 痰蒙神窍证

[望诊] 可见神志恍惚,谵语,烦躁不安,撮空引线,表情淡漠,昏迷,或肢体瞤动,抽搐,喘促,舌质暗红或淡紫,苔厚腻。

4. 肺肾气虚证

[望诊] 可见呼吸浅促,甚则张口抬肩,倚息不能平卧,痰白如沫,汗出,舌质淡或黯紫。

5. 阳虚水泛证

[望诊] 可见面浮下肢肿,甚则一身悉肿,腹部胀满,喘咳,咯痰清稀,尿少,面唇青紫,舌胖质黯,苔薄滑。

十一、胸痹

胸痹是指以胸部闷痛,甚则胸痛彻背,喘息不得卧为主要表现的一种疾病,轻者感觉胸闷,呼吸欠畅,重者则有胸痛,严重者心痛彻背,背痛彻心。

本病轻证望之可见喘息咳唾,倦怠懒言,面色少华,舌质红或紫暗;重证则见喘息不得卧,伴汗出,面白,唇紫,手足青至节。

1. 心血瘀阻证

[望诊] 可见口唇爪甲青紫,或面色黧黑,舌质紫暗或见紫斑、紫点,苔薄白或黄。

2. 痰浊壅塞证

[望诊] 可见喘促气急,形体肥胖,痰多,苔浊腻。

3. 阴寒凝滞证

[望诊] 可见畏寒多衣,重则喘息不能平卧,面色苍白,舌苔白。

4. 心肾阴虚证

[望诊] 可见烦躁不宁,或颧面潮红,舌质红苔少。

5. 气阴两虚证

[望诊] 可见倦怠懒言,面色少华,大便溏薄,舌质偏红。

6. 阳气虚衰证

[望诊] 可见汗出,面色㿠白,唇甲淡白或青紫,舌质淡白胖或紫暗。

十二、神昏

神志不清,又称昏迷,不省人事,许多疾病如厥病、中风、高热等,在其发展的不同阶段皆可出现神昏。

1. 闭证

（1）热闭

①热入心包证

［望诊］ 可见神志不清，烦躁谵语，面赤气粗，甚或抽搐，面黄或焦黑。

②热结胃肠证

［望诊］ 可见气粗喘满，躁扰不宁，昏不知人，谵语，舌焦黄起刺。

③肝风内动证

［望诊］ 可见烦扰不宁，甚则不省人事，面红目赤，牙关紧闭，颈项强直，四肢抽搐，口眼歪斜，半身不遂，舌质红绛。

（2）痰闭

①痰湿内阻证

［望诊］ 可见面色晦暗，表情淡漠，嗜睡懒言，神昏不识人，静而不烦，舌苔白腻。

②痰火上蒙证

［望诊］ 可见面赤，烦躁不安，躁扰如狂甚则昏迷，呼吸气粗，便秘溲赤，痰黄黏稠。

（3）浊闭

①浊阴上逆证

［望诊］ 可见面色苍白晦滞，畏寒，嗜睡甚则昏迷，尿少浮肿，舌淡体胖，苔白腻。

②卒冒秽浊证

［望诊］ 可见卒然闷乱，昏不知人，口噤或妄言，面青。

2. 脱证

（1）亡阴证

［望诊］　可见神志昏乱，面赤汗出，唇舌干红。

（2）亡阳证

［望诊］　可见神昏，目合口开，鼻鼾息微，手撒遗尿，大汗淋漓，面色苍白，二便失禁，口唇青紫，唇舌淡润。

十三、头痛

由外感或内伤导致的头部疼痛不适的一类病症。

1. 外感

（1）风寒头痛证

［望诊］　可见头项转侧不利，遇风尤甚，恶风畏寒，苔薄白。

（2）风热头痛证

［望诊］　可见面红目赤，便秘溲黄，舌质红苔黄。

（3）风湿头痛证

［望诊］　可见精神倦怠，大便或溏，舌苔白腻。

2. 内伤

（1）肝阳头痛证

［望诊］　可见烦躁易怒，面红或颊肿，舌苔薄黄。

（2）血虚头痛证

［望诊］　可见神疲，面色淡白，唇甲色淡，舌质淡苔薄白。

（3）痰浊头痛证

［望诊］　可见形体肥胖，呕恶痰涎，舌苔胖大，苔白厚腻。

（4）瘀血头痛证

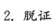

［望诊］　面色黧黑，或肌肤甲错，或唇甲青紫，舌质紫暗或有瘀斑、瘀点，苔薄白。

十四、眩晕

由于风、痰、瘀、虚等原因导致的头晕目眩、视物旋转不定的一类病症。

本病重证望之可见呕吐涎沫，汗出，不能站立，甚或昏倒。

1. 肝阳上亢证

［望诊］　可见面时潮红，或面红目赤，急躁易怒，舌质红苔黄。

2. 气血亏虚证

［望诊］　可见面色淡白，唇甲色淡，发色不泽，神疲懒言，舌质淡。

3. 肾精不足证

［望诊］　可见精神萎靡，偏阴虚者可见面颊潮红，舌质红苔少；偏阳虚者，形寒畏冷，舌质淡，舌体胖。

4. 痰浊中阻证

［望诊］　可见形体偏胖，或呕吐痰涎，苔白腻。

十五、中风

中风有外风和内风之分，外风因感受外邪（风邪）所致，内风属内伤病证，又称脑卒中、卒中等，多因气血逆乱、脑脉痹阻或血溢于脑所致。以突然昏仆、半身不遂、肢体麻木、舌謇不语、口舌歪斜等为主要表现的脑神经疾病。

本病望诊的特征为突然昏仆、半身不遂、肢体麻木、舌謇不语、口舌歪斜。

1. 中经络

(1) 络脉空虚,风邪入中证

[望诊] 突然口眼歪斜,口角流涎,甚则半身不遂,或见肢体拘急,苔薄白。

(2) 肝肾阴虚,风阳上扰证

[望诊] 可见平素颧红面赤,突然发生口眼歪斜,甚则半身不遂,舌质红苔腻。

2. 中脏腑

(1) 闭证

[望诊] 可见突然昏仆,不省人事,牙关紧闭,口噤不开,两手握固,肢体强痉,根据有无热象,有阳闭和阴闭之分。

①阳闭证

[望诊] 除见上述闭证症状外,还可见面赤身热、气粗、躁扰不宁,苔黄腻。

②阴闭证

[望诊] 除见上述闭证症状外,还可见面白唇暗、静卧不烦、痰涎壅盛、苔白腻。

(2) 脱证

[望诊] 可见突然昏仆,不省人事,目合口张,手撒汗多,二便自遗,肢体软瘫,舌萎。

十六、癫病

癫病系由七情内伤,饮食失节,禀赋不足,致痰气郁结,或痰火暴亢,使脏气不平,阴阳失调,闭塞心窍,神机逆乱。其病位在心,与肝胆脾胃关系密切。以精神抑郁、表情淡漠、沉默痴呆、语无伦次、静而多喜为特征。

本病望诊主要特征为精神抑郁、表情淡漠、沉默痴呆、语无伦次、静而少动。

1. 痰气郁结证

[望诊] 可见精神抑郁,表情淡漠,神志痴呆,或喃喃独语,喜怒无常,舌淡苔腻。

2. 心脾两虚证

[望诊] 可见神思恍惚,倦怠懒言,喜悲多哭,面色淡白无华,大便溏,舌色淡。

十七、狂病

狂病系由七情内伤,饮食失节,禀赋不足,致痰气郁结,或痰火暴亢,使脏气不平,阴阳失调,闭塞心窍,神机逆乱。其病位在心,与肝胆脾胃关系密切。以精神亢奋、狂躁不安、喧扰不宁、骂人毁物、动而多怒为特征。

本病望诊的主要特点为精神亢奋、喧闹不宁、躁妄打骂、动而多怒。

1. 痰火上扰证

[望诊] 可见先有心情急躁,两目怒视,面红目赤,狂乱无知,逾垣上屋,骂人嚎叫,不避亲疏或毁物伤人,气力逾常,不食不眠,舌质红绛,苔多黄腻。

2. 火盛伤阴证

[望诊] 可见狂势渐减，且有疲惫之象，多言善惊，时有烦躁，形瘦面红，舌质红。

十八、痫证

以发作性神志恍惚，或突然昏仆、口吐涎沫、两目上视、四肢抽搐，或口中如有猪羊叫声等为临床特征的神志异常疾病，又称癫痫、癫疾，俗称羊癫风、羊痫风，多因七情失调，大惊大恐，或饮食失调，六淫所伤等引起，还与先天因素关系较密切。病情有轻重不同，轻者发作持续时间短，发作间歇长，发作程度轻，仅见目直神呆，但无抽搐、昏仆等。重者发作持续时间长，间歇时间短，发作程度重，证见猝然昏仆、抽搐涎涌等。

本病望之可见突然仆倒，昏不知人，口吐涎沫，两目上视，四肢抽搐，或移时苏醒，醒后如常人。

1. 肝风痰浊证

[望诊] 可见突然昏倒，神志不清，抽搐吐涎，或伴二便失禁，亦有短暂神志不清，或精神恍惚而无抽搐者，舌苔白腻。

2. 肝火痰热证

[望诊] 可见发作时昏仆抽搐吐涎，平日情绪急躁，便秘溲赤，舌红苔黄腻。

3. 肝肾阴虚证

[望诊] 除痫证发作外，平素可见颜面潮红，舌红少苔。

4. 脾胃虚弱证

[望诊] 可见神情疲惫，或呕恶便溏，面色不华，舌质淡。

5. 气虚血滞证

［望诊］ 可见精神恍惚,烦躁不宁,发作时昏仆无知,抽搐,唇舌紫暗或舌有瘀斑。

十九、厥病

厥者,逆也,气逆、厥逆也,即由于气机逆乱,升降失常,阴阳气不相顺接,而致手足厥冷(热)。是以突然昏倒而能复苏为主要表现的一种病证。

本病望之可见突然昏倒,不省人事,清醒后无偏瘫、口眼歪斜等后遗症。轻者昏厥时间较短,自会逐渐苏醒;严重者,则会一蹶不醒而死亡。

1. 气厥

(1)实证

［望诊］ 突然昏倒,不省人事,口噤拳握,呼吸气粗,舌苔薄白。

(2)虚证

［望诊］ 突然昏仆,面色苍白,呼吸微弱,汗出,舌质淡。

2. 血厥

(1)实证

［望诊］ 突然昏倒,不省人事,牙关紧闭,面赤唇紫,舌红。

(2)虚证

［望诊］ 突然昏厥,面色苍白,口唇无华,四肢震颤,目陷口张,自汗,呼吸微弱,舌质淡。

3. 痰厥

[望诊]　可见突然昏厥,或呕吐涎沫,呼吸急促,苔白腻。

4. 食厥

[望诊]　可见突然昏厥,气息窒塞,脘腹胀满,苔厚腻。

5. 暑厥

[望诊]　可见突然昏仆,甚至谵妄,面色潮红,舌红而干。

二十、痴呆

痴呆多由七情内伤久病年老等病因导致髓减脑消、神机失用而致,是以呆傻愚笨为主要临床表现的一种神志疾病。其轻者可见寡言少语、反应迟钝、善忘等症;重则表现为神情淡漠、终日不语、哭笑无常、分辨不清昼夜、外出不知归途、不欲食、不知饥、二便失禁等,生活不能自理。

本病望之可见精神抑郁、表情淡漠、呆钝、沉默寡言或喃喃独语闭户独居、不欲见人、坐如木偶、两目呆视等。

1. 髓海不足证

[望诊]　可见于儿童期,发育迟缓,齿少发稀,故骨软痿弱,行迟,言迟,囟门迟闭,年龄虽增,仍呆滞愚笨,怠情喜卧。

2. 痰湿阻窍证

[望诊]　可见表情呆钝,沉默无言,口多痰涎,舌苔白腻。

3. 肝郁气滞证

[望诊]　可见突然发生痴呆,伴喜太息,心神不宁,悲忧无度,哭笑无常。

4. 肝肾亏虚证

［望诊］ 可见目光晦暗，言语迟钝，动作呆笨。

二十一、郁证

郁证是由于情志不舒、气机郁滞所致，以心情抑郁、情绪不宁、胸部满闷、胸胁胀痛，或易怒易哭，或咽中如有异物梗塞等为主要临床表现的一类病证。

望之可见神情不舒、情绪不宁、易怒善哭等症状。

1. 肝气郁结证

［望诊］ 可见精神抑郁，情绪不宁，善太息，嗳气呕吐，腹胀纳呆，大便失常，女子月事不行，舌苔薄腻。

2. 气郁化火证

［望诊］ 可见性情急躁易怒，口唇干燥，大便秘结，目赤面红，舌质红，苔薄黄。

3. 忧郁伤神证

［望诊］ 可见精神恍惚，心神不宁，悲忧善哭，时时欠伸，舌质淡，苔薄白。

4. 心脾两虚证

［望诊］ 可见胆怯易惊，面色不华，神疲少寐，苔薄白。

二十二、瘿病

瘿病是以颈前喉结两旁结块肿大为基本临床特征，主要由情志内伤或饮食及水土失宜引起，并与体质有密切关系。气滞、痰凝、血瘀壅结颈前是瘿病的基本病理。

本病望之可见颈前喉结两旁结块肿大,其特征是颈前喉结两旁两侧漫肿结块,皮色不变,逐渐增大。

1. 气郁痰阻证

［望诊］ 可见喉结两侧或一侧漫肿,边缘不甚清楚,肤色如常,善太息,易怒,舌苔白或腻。

2. 痰结血瘀证

［望诊］ 可见颈前粗肿较大,硬块经久不消,皮色不变或赤络显露,纳差,舌质暗,苔薄或白腻。

3. 肝火旺盛证

［望诊］ 可见颈前轻度或中度肿大,肿块光滑,汗出,急躁易怒,眼球突出,手指颤动,面部潮红,舌质红,苔薄黄。

4. 心肝阴虚证

［望诊］ 可见瘿肿或大或小,伴自汗短气,急躁易怒,手指颤动或抽搐,倦怠乏力,舌质红,舌体颤动。

二十三、痉症

痉病是以项背强急、四肢抽搐,甚至口噤、角弓反张为主要表现的疾病。临床上常以筋肉拘急挛缩为其共同的证候特征,可表现为卒然口噤、四肢抽搐、角弓反张,亦可仅表现为某些或某个脏腑、经络的拘挛、强急。

本病望之可见项背强急、四肢抽搐,甚至角弓反张。

1. 邪壅经络证

［望诊］ 可见项背强直,四肢抽搐,筋脉拘急,舌体白腻或微黄。

2. 热灼筋脉证

［望诊］ 可见口噤,项背强直,角弓反张,手足挛急,腹胀便秘,甚则神昏谵语,舌体黄腻。

3. 阴血虚亏证

［望诊］ 可见面色苍白或萎黄,项背强直,四肢徐徐抽动,筋惕肉瞤,汗出神疲,口唇指甲淡白,舌淡苔白。

二十四、黄疸

黄疸是由于感受湿热疫毒等外邪或饮食情志等原因导致湿浊阻滞、脾胃肝胆功能失调、胆液不循常道、随血泛溢引起的以目黄、身黄、尿黄为主要临床表现的一种肝胆病证。

本病望之可见全身皮肤、双眼巩膜黄染,小便黄赤,尤以巩膜黄染特异性更强。

1. 热重于湿证

［望诊］ 可见身目俱黄,黄色鲜明,腹胀满,小便黄赤,大便秘结,舌质红,苔黄腻。

2. 湿重于热证

［望诊］ 可见身目俱黄,鲜明较上次之,大便溏垢,舌质淡红,苔厚腻而黄。

3. 毒热内盛证

［望诊］ 可见烦躁不安,甚则狂乱神昏,恶心呕吐,身目俱黄,迅速加深,小便短黄而赤,大便下血,皮下斑疹,舌红,苔黄厚且干燥无津。

4. 寒湿证

［望诊］　可见身目俱黄，黄色晦暗，或如烟熏，神疲体倦，大便不实或溏，舌质淡，苔黄腻。

二十五、胃脘痛

胃痛是由于胃气阻滞、胃络瘀阻、胃失所养导致的以上腹胃脘部发生疼痛为主症的一种脾胃肠病证。胃痛，又称胃脘痛。

本病望之可见胃脘部发生疼痛，其位处于心下，故有胃心痛、心下痛、心痛等名。

1. 饮食停滞证

［望诊］　可见胃脘胀满，嗳腐，恶心纳呆，进食则吐，或呕吐不消化食物，或大便不爽，舌苔厚腻。

2. 肝胃郁热证

［望诊］　可见胃脘痛急，烦躁易怒，唇干吐酸，舌红苔黄。

3. 肝气犯胃证

［望诊］　可见胃脘胀满，嗳气频繁，大便不畅，苔薄白。

4. 瘀血停滞证

［望诊］　可见胃脘疼痛拒按，或有饮水作呃，或有吐血，或大便色黑，舌质紫暗。

5. 脾胃虚寒证

［望诊］　可见胃痛隐隐，泛吐清水，喜暖喜按，纳食减少，神疲乏力，大便溏薄，舌质淡，苔薄白。

6. 胃阴不足证

［望诊］　可见胃痛隐隐，唇燥咽干，大便干结，舌红少津。

二十六、腹痛

腹痛是指胃脘以下、耻骨毛际以上部位发生疼痛为主要表现的一种脾胃肠病证。多种原因导致脏腑气机不利,经脉气血阻滞,脏腑经络失养,皆可引起腹痛。

本病望之可见腹部发生疼痛,其部位包括胃脘以下、耻骨毛际以上的位置。

1. 寒邪内阻证

［望诊］ 可见腹痛急暴,畏寒喜温,小便清利,大便溏薄,舌苔白腻。

2. 湿热壅滞证

［望诊］ 可见腹痛汗出,烦躁不安,唇干舌燥,大便秘结,小便赤涩,舌质红,苔黄腻。

3. 饮食积滞证

［望诊］ 可见腹部胀满,拒按,恶食,嗳腐,泄泻或大便秘结,舌苔厚腻。

4. 气滞血瘀证

［望诊］ 可见痛处固定,拒按,痛处青紫或有肿块,甚则肌肤甲错,饮水作呃,口唇青紫,舌紫暗有瘀斑。

5. 中脏虚寒证

［望诊］ 可见腹痛绵绵,喜热恶冷,大便溏薄,神疲气短,畏冷食少,舌淡苔白。

二十七、关格

关格是指由于脾肾阴阳衰惫,气化不利,湿浊毒邪犯胃而致的以小便不通与呕吐并见为临床特征的一种危重病证。

本病望之可见小便不通与呕吐不止并见。其特点是必须先有小便不通而后有呕吐者。

1. 脾肾阳虚证

[望诊] 可见呕吐频繁,面色㿠白,神疲乏力,纳呆,尿少,尿闭,肢冷形寒,水肿舌质淡胖,苔薄白。

2. 浊犯中焦证

[望诊] 可见神疲乏力,面色无华,恶心呕吐,厌食腹胀,大便秘结,苔黄干燥。

3. 浊犯上焦证

[望诊] 可见咳嗽气急,神昏烦躁谵语,鼻衄,尿闭,汗出如雨。

4. 浊犯下焦证

[望诊] 可见手指颤抖,抽搐,尿闭,狂躁,皮肤瘙痒,舌干光红,舌抖或卷缩,苔黄燥无津。

二十八、噎膈

噎膈是由于食管干涩,食管、贲门狭窄所致的以咽下食物梗塞不顺,甚则食物不能下咽到胃,食入即吐为主要临床表现的一类病证。噎即梗塞,指吞咽食物时梗塞不顺;膈即格拒,指食管阻塞,食物不能下咽到胃,食入即吐。噎属噎膈之轻证,可以单独为病,亦可为膈的前驱表现，故临床统称为噎膈。

本病望之可见吞咽之时哽噎不顺，甚则饮食不下，或食入即吐。

1. 痰气交阻证

〔望诊〕 可见吞咽梗阻，大便艰难，形体消瘦，舌质红，苔薄腻。

2. 津亏热结证

〔望诊〕 可见吞咽梗涩，固体食物难入，形体消瘦，唇干咽燥，大便干结，舌质红干，或带有裂纹。

3. 瘀血内结证

〔望诊〕 可见食入即吐，甚则水饮难下，大便坚如羊屎，吐出物如赤豆汁，面色灰暗，形体更为消瘦，肌肤甲错，舌红少津，或带青紫。

4. 气虚阳微证

〔望诊〕 可见饮食不下，面色㿠白，精神疲惫，形寒气短，泛吐清涎，面浮肢肿，腹胀，舌淡苔白。

二十九、臌胀

臌胀系指肝病日久，肝脾肾功能失调，气滞、血瘀、水停于腹中所导致的以腹胀大如鼓、皮色苍黄、脉络暴露为主要临床表现的一种病证。

望之可见腹部臌胀如鼓，其以腹胀大，皮色苍黄，脉络暴露为特征。

1. 气滞湿阻证

〔望诊〕 可见腹部膨大如鼓,皮色苍黄,胁下胀满,食少嗳气,小便短少,舌苔白腻。

2. 寒湿困脾证

〔望诊〕 可见腹大胀满,颜面微浮,下肢浮肿,精神困倦,怯寒懒动,小便少,大便溏,舌苔白腻。

3. 湿热蕴结证

〔望诊〕 可见腹大坚满,腹皮绷急,小便赤涩,大便秘结或溏垢,舌边尖红,苔黄腻或兼灰黑。

4. 肝脾血瘀证

〔望诊〕 可见腹大坚满,脉络怒张,面色黧黑,面颈胸臂有血痣,呈丝纹状,手掌红赤,唇色紫褐,大便色黑,舌质紫红或有紫斑。

5. 脾肾阳虚证

〔望诊〕 可见腹大胀满,面色苍黄,或呈㿠白,神倦纳呆,形寒畏冷,下肢浮肿,小便短少不利,舌质胖淡紫。

6. 肝肾阴虚证

〔望诊〕 可见腹大胀满,或见青筋暴露,面色晦暗,唇紫,牙龈出血,鼻时衄血,小便短少,舌质红绛少津。

三十、泄泻

泄泻是以大便次数增多,粪质稀薄,甚至泻出如水样为临床特征的一种脾胃肠病证。泄与泻在病情上有一定区别,粪出少而势缓,若漏泄之状者为泄;粪大出而势直无阻,若倾泻之状者为泻,然近代多泄、泻并称,统称为泄泻。

本病望之可见大便次数增多,粪便稀薄,甚则泻出如水样。

1. 寒湿中阻证

［望诊］ 可见泄泻清稀,甚至如水样,大便色白,小便清白,食少体倦,舌苔薄白或白腻。

2. 湿热下注证

［望诊］ 可见泻下如注或泻下不爽,或稀如浆汁,粪色黄褐或带黏液,肛门红赤,口唇干燥,小便短黄,舌苔黄腻。

3. 食滞肠胃证

［望诊］ 可见泻下粪便稠黏或粪水杂下,夹有不消化食物,腹满纳呆,舌苔垢浊或厚腻。

4. 脾胃虚弱证

［望诊］ 可见大便时溏时泻,水谷不化,或如鸭溏,腹胀食少,面色萎黄,体倦乏力,舌淡苔白。

5. 肾阳虚衰证

［望诊］ 可见泄泻溏便,或有完谷不化,形寒肢冷,夜尿清长且频,舌淡苔白。

三十一、痢疾

痢疾是外感时邪疫毒,内伤饮食不洁所致,是以寒战壮热、头痛、汗出、休作有时为特征的传染性疾病,多发于夏秋季。

本病望之可见大便赤白脓血,即大便白如胶冻,或红白相杂如鱼脑,且频数。

1. 湿热痢下证

［望诊］　可见大便初呈水样,继则脓血相杂,量少黏稠,滞下不爽,肛门红赤,小便短黄,舌苔黄腻。

2. 寒湿痢下证

［望诊］　可见下痢赤白黏冻,白多赤少,或纯为白冻,清稀而腥,小便清白,舌质淡,苔白腻。

3. 疫毒痢下证

［望诊］　可见痢下鲜紫脓血,或血水样,唇干烦躁,甚则出现厥逆喘促、口唇青紫、面色苍白等危象,舌质红绛,苔多黄腻。

4. 阴虚痢下证

［望诊］　可见痢下赤白脓血,或下鲜血黏稠,虚坐努责,形瘦食少,舌质红绛少苔,或舌光红乏津。

5. 虚寒痢下证

［望诊］　可见下痢稀薄,带有白冻,甚则滑脱不禁,肛门窒塞,食少神疲,舌质淡,苔薄白。

三十二、便秘

便秘是指由于大肠传导功能失常导致的以大便排出困难、排便时间或排便间隔时间延长为临床特征的一种大肠病证。

本病望之可见大便不通,排便时间延长,或便时艰涩不畅。

1. 胃肠实热证

［望诊］　可见大便干结,小便短赤,面红多汗,腹部胀满,口舌生疮,舌红苔黄或黄燥。

2．肝脾气滞证

［望诊］　可见大便秘结,精神抑郁,嗳气胀满,纳食减少,舌苔薄腻。

3．脾肺气虚证

［望诊］　可见大便燥结或软,临厕努挣乏力,挣则汗出短气,便后疲乏,倦怠懒言,面色淡白,或有肛门脱垂,舌淡嫩,苔薄白。

4．脾肾阳虚证

［望诊］　可见大便秘结,面色青黑,喜热畏冷,小便清长,夜间多尿,尿后余沥,舌质淡白,苔白润。

5．血虚阴亏证

［望诊］　可见大便秘结,面色无华,形体消瘦,咽干少津,唇甲淡白,舌质淡或舌红少津。

三十三、呃逆

呃逆是指胃气上逆动膈,以气逆上冲,喉间呃呃连声,声短而频,令人不能自止为主要临床表现的病证。呃逆古称“哕”,又称“哕逆”。

本病望之可见气逆上冲,咽喉间频频呃呃作声,令人不能自制。

1．胃中寒冷证

［望诊］　可见呃逆连声,得热则减,得寒则甚,食欲减少,舌苔白润。

2．胃火上逆证

［望诊］　可见呃声频频,冲逆而出,唇干烦躁,小便短赤,大便

秘结,舌苔黄。

3. 脾胃阳虚证

［望诊］ 可见呃逆,气不接续,面色苍白,食少困倦,小便清长,大便不实,舌淡苔白。

4. 胃阴不足证

［望诊］ 可见呃逆不连续,口干舌燥,烦躁不安,舌质红而干且有裂纹。

三十四、呕吐

呕吐是由于胃失和降、胃气上逆所致的以饮食、痰涎等胃内之物从胃中上涌、自口而出为临床特征的一种病证。对呕吐的释名,前人有两说:一说认为有物有声谓之呕,有物无声谓之吐,无物有声谓之干呕;另一说认为呕以声响名,吐以吐物言,有声无物曰呕,有物无声曰吐,有声有物曰呕吐。呕与吐常同时发生,故近世多并称为呕吐。

1. 外邪犯胃证

［望诊］ 可见突然呕吐,伴有畏寒,无汗或汗出,苔白腻。

2. 饮食停滞证

［望诊］ 可见呕吐,脘腹胀满,嗳气厌食,食入即吐,大便溏薄或秘结,舌苔厚腻。

3. 痰饮内阻证

［望诊］ 可见呕吐清水痰涎,食少,苔白腻。

4. 脾胃虚寒证

［望诊］ 可见呕吐时作时止,倦怠乏力,面色㿠白,大便溏薄,

舌质淡,苔薄白。

5. 胃阴不足证

［望诊］ 呕吐反复,时作干呕,口燥咽干,舌红少津。

三十五、肠痈

肠痈多因饮食失节、暴怒忧思、跌扑奔走,使肠胃部运化功能失职,湿热邪毒内壅于肠而发。因饮食不节、湿热内阻,致败血浊气壅遏于阑门而成。以持续伴有阵发性加剧的右下腹痛、肌紧张、反跳痛为特征。

1. 湿热内蕴,气滞血瘀证

［望诊］ 可见脐周、天枢穴附近腹皮挛急,拒按,恶心,纳差,大便干结,小便微黄,苔白厚腻。

2. 积热不散,热盛肉腐证

［望诊］ 可见右下腹隆起,拒按,腹皮挛急较重,恶心呕吐,纳呆或腹泻,小便短赤,舌苔厚腻而黄。

3. 阳明腑实,热盛伤阴证

［望诊］ 可见全腹胀满,腹皮挛急,全腹拒按,恶心呕吐,大便次数增多,似痢不爽,小便频数,时时汗出,身皮甲错,双目下陷,唇干,舌质红,苔黄燥。

三十六、阳痿

阳痿是指青壮年男子由于虚损、惊恐、湿热等原因,致使宗筋失养而弛纵,引起阴茎痿弱不起,临房举而不坚,或坚而不能持久的一种病证。

1. 命门火衰证

［望诊］ 可见面色㿠白,精神萎靡,畏冷形寒,舌苔白。

2. 心脾两虚证

［望诊］ 可见精神不振,气短自汗,面色不华,怔忡易惊,舌质淡苔薄白。

3. 恐惧伤肾证

［望诊］ 可见精神不振,胆怯多疑,怵惕不宁,舌质淡青,苔薄腻。

4. 湿热下注证

［望诊］ 证见阳痿,阴部瘙痒,小便短赤,舌苔黄或厚腻。

三十七、尿浊

尿浊是指小便混浊、白如泔浆的症状,多因湿热下注、脾肾亏虚等所致。

本病望之可见小便混浊、白如泔浆。

1. 湿热内蕴证

［望诊］ 可见小便混浊或夹有凝块,上有浮油,或带血色,或夹有血丝、血块,唇干,苔黄腻。

2. 脾虚气陷证

［望诊］ 可见尿浊反复发作,小便混浊如白浆,尿意不畅,余沥不尽,面色无华,神疲乏力,舌淡苔白。

3. 肾元亏虚证

［望诊］ 可见尿浊迁延日久,小便乳白如凝脂或冻胶,精神萎

靡,消瘦无力。偏阴虚者伴咽干舌红;偏阳虚者,伴面色㿠白,形寒畏冷,舌淡苍白。

三十八、癃闭

癃闭是由于肾和膀胱气化失司导致的以排尿困难、全日总尿量明显减少、小便点滴而出甚则闭塞不通为临床特征的一种病证。其中以小便不利、点滴而短少、病势较缓者称为"癃";以小便闭塞、点滴全无、病热较急者称为"闭"。癃和闭虽有区别,但都是指排尿困难,只是轻重程度上的不同,因此多合称为癃闭。

本病望之可见小便量少,点滴而出,甚则小便闭塞不通。

1. 膀胱湿热证

〔望诊〕 小便点滴不通,或量极少而短赤,小腹胀满,大便不畅,唇燥咽干,舌质红,舌苔根黄腻。

2. 肺热壅盛证

〔望诊〕 可见小便点滴不通,或点滴不爽,呼吸短促,或咳嗽痰稠色黄,大便干结,舌质红,苔薄黄。

3. 尿路阻塞证

〔望诊〕 可见小便点滴而下,或尿如细线,甚则阻塞不通,小腹胀满,舌质紫暗,或有瘀点。

4. 中气不足证

〔望诊〕 可见小便欲解而不得出,或量少而不畅,精神疲乏,气短食少,舌质淡,苔薄白。

5. 肾阳不足证

〔望诊〕 可见小便不通或点滴不爽,排出无力,面色㿠白,畏寒神怯,舌质淡有齿痕,苔白。

三十九、淋证

淋证是指因饮食劳倦、湿热侵袭而致的以肾虚、膀胱湿热、气化失司为主要病机,以小便频急、滴沥不尽、尿道涩痛、小腹拘急、痛引腰腹为主要临床表现的一类病证。

本病望之可见小便频数短涩,滴沥未尽。

1. 热淋证

〔望诊〕　可见小便短数,溺色黄赤,小腹胀满,或有呕恶便秘,舌质红,苔黄腻。

2. 石淋证

〔望诊〕　可见尿中带有砂石,小便艰涩,或排尿时突然中断,尿中带血,舌质红,苔薄黄。

3. 气淋虚证

〔望诊〕　可见小便涩滞,淋沥不畅,尿有余沥,面色淡白,舌质淡,苔薄白。

4. 血淋实证

〔望诊〕　可见小便涩滞,尿色深红,或夹有血块,烦躁,舌红苔黄。

5. 膏淋实证

〔望诊〕　可见小便混浊如米泔水,置之沉淀如絮状,上有浮油如脂,或夹有凝块,或混有血液,尿道涩滞,舌淡,苔腻。

四十、汗病

汗证是指由于阴阳失调、腠理不固、而致汗液外泄失常的病证。其中,不因外界环境因素的影响,而白昼时时汗出,动辄益甚者,称为自汗;寐中汗出,醒来自止者,称为盗汗,亦称为寝汗。

本病望之以汗液外泄为主要特征。

1. 肺卫不固证

〔望诊〕 可见汗出恶风,惊惕气短,体弱,体倦乏力,面色少华,舌苔薄白。

2. 营卫不和证

〔望诊〕 可见汗出恶风,半身或局部出汗,舌苔薄白。

3. 阴虚火旺证

〔望诊〕 可见夜寐盗汗,或有自汗,两颧色红,大便干,小便黄赤,舌质红,少苔或无苔。

4. 邪热郁蒸证

〔望诊〕 可见蒸蒸汗出,汗液黏稠或衣服黄染,面赤烦躁,小便色黄,口唇干燥,或大便干结,舌苔薄黄。

四十一、痰饮

痰饮指体内水液不得输化,停留或渗注于体内某一部位而发生的病证,这是广义的痰饮。其中痰和饮既有区别,又有联系:首先它们都是津液代谢障碍所形成的病理产物,所谓"积水成饮,饮凝成痰",其次它们又可能成为新的致病因素。一般以较稠浊的称为痰,清稀的称为饮。痰不仅是指咳吐出来有形可见的痰液,还包括瘰疬、痰核和停滞在脏腑经络等组织中的痰液,临床上可通过其所表现的证候来确定,这种痰称为"无形之痰"。

本病望之可见素肥今瘦,呕吐清水痰涎;或见咳逆气喘,倚息不得卧;或胸胁胀满,呼吸气促,咳唾,转侧时疼痛加剧;或见周身浮肿。

1. 饮留肠胃证(痰饮)

[望诊] 可见脘腹胀满,消瘦,呕吐清水痰涎,大便溏泄,小便清,舌淡,苔白腻。

2. 饮停胸胁证(悬饮)

[望诊] 可见胁下胀满,呼吸急促,咳唾清稀痰涎,转侧时胸痛加剧,大便稀薄,小便短少,舌质淡,苔白。

3. 饮犯胸肺证(支饮)

[望诊] 可见咳喘,吐痰如白沫,量多,气短,不能平卧,面目浮肿,大便溏薄,小便短少,舌质淡,苔白腻。

4. 饮溢四肢证(溢饮)

[望诊] 可见周身浮肿,无汗恶寒,或见咳喘,痰多白沫,大便稀,小便少,舌苔白。

5. 脾胃阳虚证

[望诊] 可见面黄消瘦,眩晕,喜热饮,或饮入易吐,泛吐清水痰涎,大便溏泄,小便清,舌质淡,苔白滑。

6. 肾阳虚证

[望诊] 可见怯寒畏冷,气短,咳喘,面色㿠白,消瘦,神疲倦怠,下肢浮肿,溏泄,小便频数量少,舌体胖淡,苔白腻。

四十二、紫斑

紫斑也称之肌衄,多数指血液溢出肌肤之间,皮肤表现青紫斑点或斑块的病证。

本病可见皮肤出现大小不等红、青、紫斑点或斑块,兼见吐血、齿衄、鼻衄、便血。

1. 热燔营血证

[望诊] 可见皮肤出现紫红色的斑点或融合成片,伴见鼻衄、齿衄、吐血或大便下血,尿黄,大便秘结,舌质红,苔黄腻。

2. 阴虚火旺证

[望诊] 可见皮肤瘀点、瘀斑色红或紫红,或伴见鼻衄、齿衄,心烦不宁,两颧潮红,舌红少苔。

3. 气不摄血证

[望诊] 可见皮肤紫斑或青紫色斑块,多呈散在性出现,神疲倦怠,面色萎黄,大便溏,舌质淡,苔白。

4. 阳虚不固证

[望诊] 可见面色㿠白,皮肤暗紫斑点或斑块成片,形寒怯冷,大便溏泄,或便暗黑色血块,小便清长,舌质淡胖,舌苔白滑。

四十三、血瘀证

血瘀证是指瘀血内阻,以疼痛、肿块、出血、舌紫、脉涩等为主要表现的证候。凡离开经脉的血液,未能及时排出或消散,而停留于某一处;或血液运行受阻,壅积于经脉或器官之内,失去生理功能者,均属瘀血。

本病望之可见舌质青紫或有瘀点、瘀斑,肤色青紫或有赤丝缕纹,面色晦暗,肌肤甲错。其中热证血瘀,皮肤及舌质紫而赤;寒证血瘀,色多淡紫带青。

1. 寒凝血瘀证

[望诊] 可见患肢疼痛,动则加剧,局部皮肤苍白或青紫,舌质紫暗或有瘀点、瘀斑,苔薄白。

2. 热灼血瘀证

[望诊] 可见壮热面赤、烦躁不宁,或神昏谵语、肌肤发斑,甚则衄血、吐血、便血,舌质红绛或紫暗,苔黄而干。

3. 气虚血瘀证

[望诊] 可见神疲乏力,气短,动则益甚,颜面微浮,或半身不遂,大便稀薄或便秘不畅,小便清,舌质黯,苔白。

4. 阳虚血瘀证

[望诊] 可见倦怠少神,面色苍黄晦暗,形寒怯冷,四肢水肿,尤以下肢更甚,口唇青紫,大便溏泄,小便短少,舌质淡紫,苔白滑。

四十四、衄血

衄血是指非外伤所致的某些部位的外部出血症,包括眼衄、耳衄、鼻衄、齿衄、舌衄、肌衄等,以鼻衄(见鼻出血)为多见。

本病望之可见鼻腔,或齿龈、舌、目及皮下出血等。其中以鼻腔出血淋漓,或血流不止者为鼻衄;齿龈红肿,甚则溃烂,泛出血水者为齿衄;皮下出红色斑点或斑块成片,渐变为紫黯色斑点或斑块为肌衄。

1. 风热犯肺证

〔望诊〕 可见恶寒发热，鼻腔出血或涕中带血，咳嗽，咽喉红肿，舌质红，苔薄黄。

2. 胃火炽盛证

〔望诊〕 可见鼻衄，色红量多，或兼齿龈红肿，甚则溃烂，出血鲜红，面赤，目睛晕黄，口唇干裂，大便秘结，小便黄赤，舌质红，苔黄燥。

3. 热毒内蕴证

〔望诊〕 可见发热烦躁，出汗，神昏谵语，鼻衄、齿衄，或见皮肤紫斑、吐血、便血、尿血等，大便干结，小便短赤，舌质绛。

4. 阴虚火旺证

〔望诊〕 可见齿龈红肿，溃烂不敛，浸出淡红色血水，或兼鼻衄，皮肤瘀斑，两颧潮红，大便秘结，小便黄，舌质红，光剥无苔，或舌红裂纹少津。

5. 气血亏虚证

〔望诊〕 可见鼻衄、齿衄、血色淡红，或皮下紫斑等，面色不华，精神委顿，大便溏薄，小便频数，舌质淡红，苔薄白。

四十五、吐血

多因嗜食酒热辛肥、郁怒忧思、劳欲体虚等，致胃热壅盛、肝郁化火，或心脾气虚、血失统摄而成，亦有因外感引动者，血由胃和食道而来，经口吐出，血色红或紫黯，常夹有食物残渣，称为吐血，也称为呕血。

本病望之可见血经口吐出或呕吐，血色多黯红，兼夹有食物残渣为其特征。其中实证,面红目赤,烦躁易怒,常突然吐血,血出如涌;虚证,多见吐血量多或日久不止,面色苍白,怯寒,出冷汗。

1. 热伤营血证

[望诊] 可见发热烦躁,吐血色红量多,面红目赤,口干唇红,大便秘结,小便短赤,舌质红绛,苔黄燥。

2. 胃中积热证

[望诊] 可见吐血色红或紫黯,或夹有食物残渣,脘腹胀满,便秘,舌质红,苔黄腻。

3. 肝火犯胃证

[望诊] 可见吐血色红或带紫,烦躁易怒,面红目赤,睡眠不安,大便时干时稀,小便黄赤,舌质红绛,舌薄黄。

4. 脾胃虚寒证

[望诊] 可见吐血淡紫,口中泛吐清水,面色萎黄,怯寒畏冷,大便溏黑,小便清长,舌质淡,苔白而滑润。

5. 气血虚亏证

[望诊] 可见吐血黯淡,兼见便血,或鼻齿衄血,皮肤紫斑,面色苍白,夜寐不宁,神疲乏力,舌质胖淡,苔薄白。

四十六、咳血

因肺络受伤而致血自肺中经气道咳嗽而出,或纯血鲜红,或痰血相兼,或痰中带血丝的现象,又称嗽血、咯血。

本病望之可见咳痰带血,或纯血鲜红,间夹泡沫,甚则血若涌泉,口鼻俱出。其中外感咳血,起病较急,兼见恶寒、发热等表征;内伤咳血,病程长,起病较缓,兼见面黄肌瘦、颧红、盗汗之阴虚、气血虚衰证。

1. 风热犯肺证

［望诊］ 可见咳嗽黄痰,痰中带血,血色鲜红,大便干,小便黄,舌质红,苔薄黄。

2. 燥气犯肺证

［望诊］ 可见咳嗽,痰量不多,咳痰不爽,痰中带血,咽干鼻燥,大便干结,小便黄少,舌质红,苔薄白而燥。

3. 肝火犯肺证

［望诊］ 可见咳嗽,痰中带血或咳吐纯血,血色鲜红,胸胁疼痛难以转侧,烦躁易怒,大便干结,小便黄赤,舌质边尖红赤,苔薄黄。

4. 阴虚火旺证

［望诊］ 可见干咳少痰,痰中带血或反复咳血,颧红,盗汗,舌质红,苔少或无苔。

5. 气不摄血证

［望诊］ 可见面色少华,神疲倦怠,咳痰带血或咳吐纯血,兼见衄血、便血,大便稀溏,小便清长,舌质胖淡,苔薄白。

四十七、便血

血液从肛门排出,粪便颜色呈鲜红、暗红或柏油样(黑便),均称为便血。

本病望之可见大便前后带血,或单纯下血,或便血夹杂;有便血颜色黯红,或黑而量多,有便血颜色鲜红为其特征,其中寒证便血浊而黯黑,热证便血颜色鲜红。

1. 火伤血络证

[望诊] 可见便血鲜红,有时紫黯,量多,脘腹胀满,心烦易怒,大便不畅,小便短赤,舌质红,苔黄燥。

2. 湿热蕴蒸证

[望诊] 可见大便下血,血色不鲜,舌质红,苔黄腻。

3. 气滞血瘀证

[望诊] 可见便血紫黯,脘腹胀痛,面色暗滞,舌质紫暗,苔薄黄。

4. 脾胃虚寒证

[望诊] 可见大便下血,其色紫黯或黑,怯寒畏冷,腹痛喜按喜温,大便溏薄,小便清长,舌质淡,苔白滑。

四十八、尿血

尿血指小便中混有血液或夹杂血块,又称"溺血""溲血"。

本病望之可见小便中混有血液或血块,小便呈淡红色、鲜红或酱油色。其中实证,可见尿血色鲜红;虚证,尿血色淡红。

1. 热结膀胱证

[望诊] 可见小便呈鲜红色,少腹作胀,口干喜饮,烦躁,舌质红,苔黄而干。

2. 心火亢盛证

[望诊] 可见尿血色鲜红,量多,心烦面赤,口舌生疮,大便干结,舌尖红,苔黄燥。

3. 阴虚火旺证

[望诊] 可见血尿淡红,神疲易怒,两颧潮红,大便干,舌红

少苔。

4. 脾肾不固证

［望诊］　可见久病尿血，血色淡红或暗红，面色苍白无华，精神困顿，舌质胖淡，苔白。

四十九、痹证

痹病指正气不足，风、寒、湿、热等外邪侵袭人体，痹阻经络，气血运行不畅所导致的以肌肉、筋骨、关节发生疼痛、麻木、重着、屈伸不利，甚至关节肿大灼热为主要临床表现的病证。

本病望之可见肢体关节活动不便，屈伸则掣痛，或关节红肿，甚则肌肉瘦削，关节僵硬，肿大变形。其中风、寒、湿痹多无关节变形，仅见肢节屈伸不利，动则痛甚；热痹可见关节红肿，皮肤出现缓环状红斑；尪痹可见关节肿大变形，僵硬，消瘦如脱。

1. 风寒阻痹证

［望诊］　可见肢体关节疼痛，屈伸不便，初起多恶风寒、发热等表征，舌质淡，苔薄白。

2. 寒湿执着证

［望诊］　可见肢体困重疼痛，关节肿胀，行动不便，腹胀，大便稀溏，小便清长，舌质淡，苔薄腻。

3. 湿热稽留证

［望诊］　可见关节红肿，皮肤有环形红斑，疼痛剧烈，筋脉拘急，活动受限，烦闷，小便黄赤，大便黏腻不畅，舌质厚红，苔黄腻。

4. 痰瘀胶结证

［望诊］　可见面色淡白或晦黄，肌肉瘦削，关节肿大，僵硬变

形,大便溏薄,小便清,舌质瘀暗,苔白腻。

五十、虚劳

虚劳又称虚损,是由于禀赋薄弱、后天失养及外感内伤等多种原因引起的,以脏腑功能衰退、气血阴阳亏损、日久不复为主要病机,以五脏虚证为主要临床表现的多种慢性虚弱证候的总称。

本病以面色萎黄、形体消瘦、精神疲乏、皮枯毛脱,甚则骨痿不起为其主要特征。

1. 肺气虚弱证

[望诊] 可见面色淡白,身倦懒言,动则气短,甚则呼吸喘息,时时自汗,大便稀溏,小便频数,甚则小便失禁,舌淡白,苔薄。

2. 脾气亏虚证

[望诊] 可见倦怠乏力,面色萎黄,形体消瘦,大便泄泻,脘腹胀满,舌胖淡,或有齿印,苔薄白。

3. 心血亏虚证

[望诊] 可见心烦,惊惕,面色苍白,唇甲色淡,舌质淡嫩,苔薄白。

4. 肝血亏虚证

[望诊] 可见眩晕,四肢关节活动不便,爪甲不荣,肌肤甲错,视物不清,妇女月经量少或闭经,大便干,小便微黄,舌苔白。

5. 脾阳虚证

[望诊] 可见神疲倦怠,怯寒,少气懒言,大便溏泄,或完谷不化,舌淡苔白。

6. 肾阳虚衰证

［望诊］　可见形寒怯冷,面色㿠白,或苍白,怠惰乏力,精神不振,五更泄泻,下利清谷,或遗尿,或周身浮肿,按之没指,小便不利,舌质淡白,或胖嫩,苔白滑。

7. 肺阴虚证

［望诊］　可见干咳少痰,有时痰中带血,两颧红,消瘦,大便燥结,小便短赤,舌红,苔少无津。

8. 心阴虚证

［望诊］　可见心烦易怒,健忘少寐,手足心热,咽燥唇干,或口舌生疮,舌质红,舌光剥无苔。

9. 脾阴虚证

［望诊］　口干唇燥,消瘦,倦怠,甚则干呕呃逆,大便燥结,舌淡红少津,苔薄白。

10. 肝阴虚证

［望诊］　急躁易怒,眩晕,视物不明,雀目,眼干,大便干,小便黄,舌质红,苔少。

11. 肾阳虚证

［望诊］　颧红唇赤,潮热盗汗,两足痿弱,大便干,小便黄,舌光绛少津,苔少。

五十一、消渴

消渴病是由于先天禀赋不足,复因情志失调、饮食不节等原因所导致的以阴虚燥热为基本病机,以多尿、多饮、多食、乏力、消瘦或尿有甜味为典型临床表现的一种疾病。

本病可见多饮，多食善饥，多尿，消瘦，或小便混浊如脂膏，皮肤干燥瘙痒，继发疮疡、白内障等为特征。其中烦渴多饮者为上消；多食易饥者为中消；小便频数量多者为下消。

1. 肺胃燥热证

［望诊］　可见烦渴多饮，多易饥，小便频数量多，尿多浑黄，身体逐渐消瘦，大便干，舌质红，苔少。

2. 肠燥津伤证

［望诊］　可见烦渴引饮，多食易饥，形体消瘦，大便燥结，或便闭不通，舌红少津，苔黄燥。

3. 肝肾阴虚证

［望诊］　可见尿频量多，混浊如脂膏，皮肤干燥，瘙痒，瞳仁变白，舌红少苔。

4. 阴阳两虚证

［望诊］　可见小便频数，混浊如膏，甚则饮一溲一，面容憔悴，耳轮干枯，面色黧黑，畏寒怕冷，舌淡，苔白而干。

5. 湿热蕴结证

［望诊］　可见渴而多饮，多食善饥，皮肤发痈疽，破溃不愈，大便不爽，小便黄而频数，舌红，苔黄腻。

五十二、水肿

水肿是指因感受外邪，饮食失调，或劳倦过度等，使肺失宣降通调，脾失健运，肾失开合，膀胱气化失常，导致体内水液潴留，泛滥肌肤，以头面、眼睑、四肢、腹背，甚至全身浮肿为临床特征的一

类病证。·

本病可见头面、眼睑、四肢、腹背甚至全身水肿。其中阳水,多从头面而起,继则四肢及全身皆肿,皮色光亮;阴水多从足胫开始浮肿,渐至膝腹而肿,皮色黯淡。

1. 风邪遏肺证

［望诊］ 可见目睑浮肿,继则四肢及全身皆肿,咳嗽或咽部红肿,舌质红,苔薄白。

2. 湿热壅盛证

［望诊］ 可见头面与双足浮肿,甚则全身浮肿,烦热,小便赤涩,尿色黄浊,大便黏腻不畅,舌质红,苔黄腻。

3. 脾胃气虚证

［望诊］ 可见头面或四肢水肿,时肿时消,倦怠乏力,面白不华,大便稀溏,小便短少而清,舌质淡,苔白。

4. 脾肾阳虚证

［望诊］ 可见眼睑及全身浮肿,腰以下肿甚,畏寒怯冷,面色萎黄,小便不利或夜尿增多,大便溏,舌胖淡,苔白腻。

5. 血瘀水停证

［望诊］ 可见下肢及全身水肿,气短而喘咳,脘腹肿胀,面色晦暗,口唇紫绀,舌质瘀暗,舌下脉络青紫,苔白。

五十三、蛔虫病

蛔虫病是由于误食沾有蛔虫卵的生冷蔬菜、瓜果或其他不洁之物而引起的,蛔虫寄生在小肠内,扰乱脾胃气机,吸食水谷精微。

本病望之可见腹痛时作时止,口吐清涎,甚则呕吐蛔虫或排便带蛔。面生白斑,巩膜有紫色斑点,唇内有粟状颗粒。

1. 肠胃湿热证

[望诊] 可见腹痛时作,腹胀满,口舌糜烂,唇红,流涎,面生白斑,大便不爽,小便黄赤,舌质红,苔黄腻。

2. 寒热错杂证

[望诊] 可见腹痛时作,喜按,坐卧不安,心烦呕,食则吐蛔,面色乍赤乍白,小便时黄时清,大便秘或黏腻不爽,舌质淡红,苔薄黄。

3. 阳虚寒凝证

[望诊] 可见腹部喜按,口吐清涎,吐蛔或便中带蛔,形寒怯冷及面色苍白,小便清长,大便稀溏,舌质胖淡,苔薄滑。

4. 气郁厥逆证

[望诊] 可见猝然腹痛阵作,恶心呕吐,汗出,甚则吐蛔,大便稀薄,小便清,舌淡苔白。

5. 虫阻肠胃证

[望诊] 可见腹痛胀满,并有虫瘕凸起,烦躁不安,便秘不通,小便频数,舌质瘀暗,苔黄腻。

参考文献

［1］邓铁涛. 中医诊断学［M］. 上海：上海科学技术出版社，1985.

［2］汪宏. 望诊遵经［M］. 北京：中国中医药出版社，2009.

［3］印会河. 中医基础理论［M］. 上海：上海科学技术出版社，1985.

［4］张伯臾. 中医内科学［M］. 上海：上海科学技术出版社，1985.

参 考 文 献